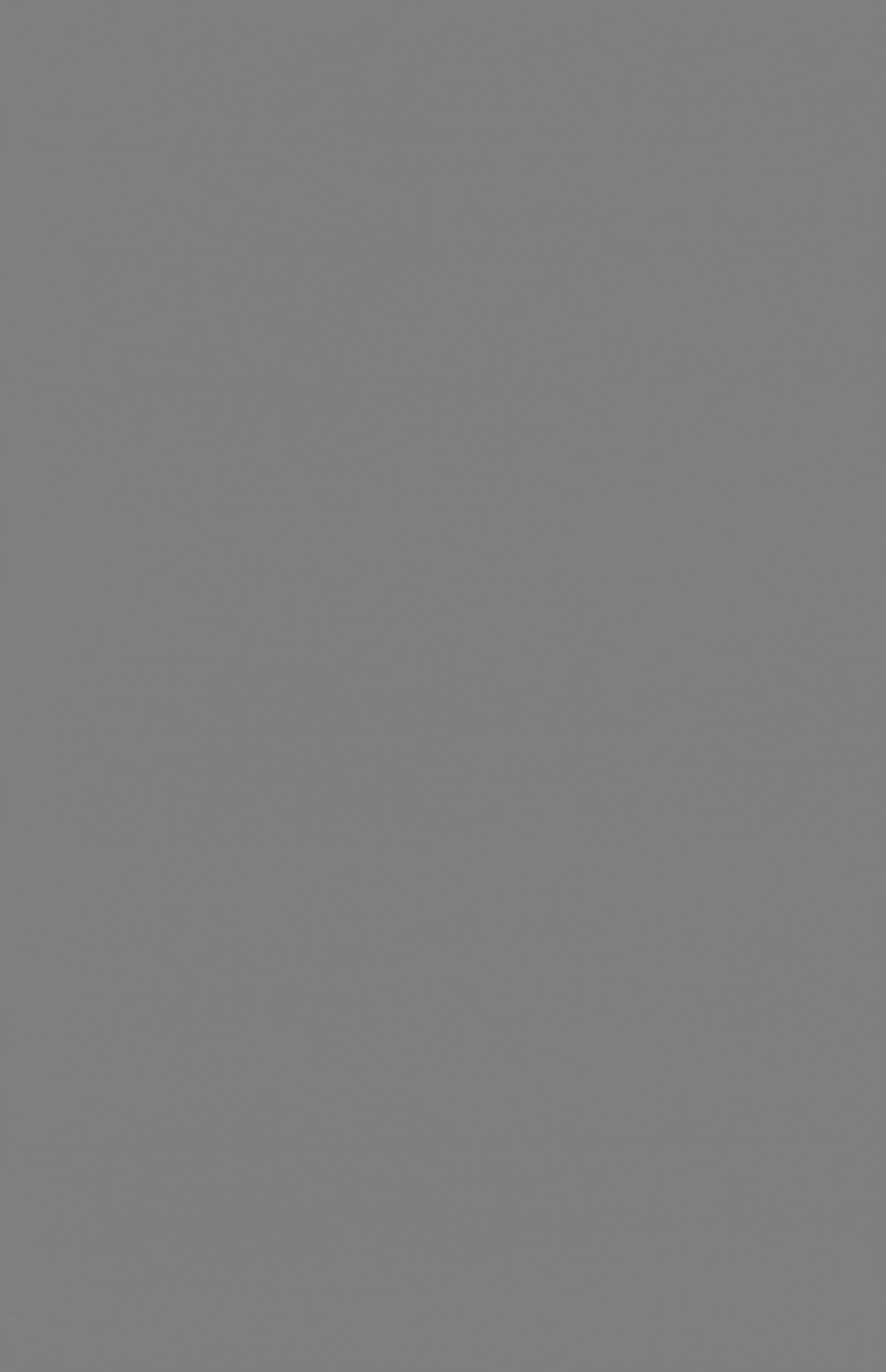

남과 여,

그리고 아름다운 性

남과 여,
그리고 아름다운 性

남산 지음

작가의 말

어떻게 수도자가 이런 책을 낼 수 있을까? 하는 의문을 가진 독자도 있을 것이다. 저자는 그간 많은 의학서적을 내었고 의과대학에서 제자를 가르치면서 연구한 결과, 환자를 상담하는 가운데 이 분야에 많은 문제점이 있다는 것을 인식하고 연구활동을 한 결론을 표현하고자 하는 것이다. 단어 하나하나 문장 하나하나에 문제점을 제기하지 말고 저자가 독자 여러분에게 어떤 메시지를 전달하는지 포괄적으로 전체를 바라본다면, 아니 이해한다면 50% 이상은 비난하지 않으리라 믿는다.

저자 주위에 있는 지인들은 '스님, 이 책은 내지 마세요'라며, 또한 수도자로서 적절치 못한 책이라고 만류하는 경우도 있었다. 그러나 우리 인간은 모든 분야에 대해 솔직하고 정확한 정보를 주어야 한다고 생각하며, 이로 인해 생활에 큰 활력소가 된다면 저자를 향한 일부의 비판은 겸허히 받아들이려 한다.

미처 이를 깨닫지 못한 도인이 아닌 이상, 부부생활에 있어서 성생활의 비중은 큰 자리를 차지하고 있다. 사랑의 표현도 비언어의 한 분야로서 성생활에 얼마나 중요한지는 독자 여러분들도 익히 잘 알고 있으리라 생각한다.

성에 대해 과감하게 언급하는 저자를 의아해하는 독자도 있을 것이다. 그러나 그런 독자를 포함하여 우리 모두가 사랑을 오래 유지하는 데는 성의 비중이 엄청나다는 사실을 인정할 수밖에 없다.

또한, 성은 행복도 만들어 낸다. 행복한 결혼생활과 행복한 부부생활. 여기에 성이 빠질 수가 없는 것이다.

성 때문에 갈등이 생겨서 헤어지는 경우를 우리 주변에서 많이 볼 수 있다. 그러기에 아기자기하고 사랑을 만끽하고 행복하려면 성에 대해서 익숙해져야 한다고 생각한다. 오늘부터 활력과 생기를 얻기 위해서는 성에 대한 폭넓은 지식을 알아 두는 것이 좋다. 성 기관의 왜곡으로 인하여 신체적·심리적 면에서 많은 고통을 안고 인생을 망가뜨리는 경우도 있다.

차례

작가의 말 … 4

1부

1. 성교에 대한 기본상식 … 8
2. 성교를 잘할 수 있는 비결 … 17
3. 성행위에 임하는 태도 … 20
4. 행복해지려는 부부생활 … 24
5. 성 보복은 부부관계를 망치는 지름길이다. … 26
6. 부부가 함께 즐기는 오르가즘 … 29
7. 사랑에 독이 되는 성교 … 37
8. 특수 상황에서의 성생활 … 46
9. 자위행위 … 55
10. 중년기 성생활 … 58
11. 남편의 정력을 높이 세우는 방법 … 69
12. 음주와 흡연은 성생활과 어떤 관계가 있는가? … 82
13. 황혼이혼이 신혼이혼보다 많은 이유는? … 84
14. 성 기능에 도움을 주는 방법 … 86

2부

남성 … 93

여성 … 123

부록 … 158

맺음말 … 222

1. 성교에 대한 기본상식

신혼의 성교는 서로의 이해와 이해라고 해도 과언이 아니다. 서로가 상상하고 생각했던 성교 스타일이 다를 경우에는 더욱 그렇다. 그러므로 예비 신랑신부는 성교에 대한 기본상식을 알아두는 것이 매우 좋다. 부부생활에 들어가기 전에 성에 대한 기본상식 22가지를 나열하려고 한다.

1. 성고조(性高潮)라는 것은 어떤 것이고 어떤 느낌일까?

남성의 사정과 대비되는 여성의 고조는 흔히 절정감으로 이해하면 되는데 여성의 성적긴장이 고조되는 순간을 말하는 것이다. 여성은 성 홍분이 극에 달하면 외음부 하부에 질 근육이 0.8초 간격으로 규칙적으로 수축한다. 이때 정신이 혼미해질 만큼 쾌감을 느끼는 현상과 느낌을 성고조라고 말하며, 성고조는 30초 정도 계속되어 사람에 따라서 2~3분까지 지속하는 사람도 있다.

성교를 하면 무조건 오르가즘을 느끼게 되는 것인가? 성교를 할 때마다 오르가즘을 느낄 수 있다면 좋겠지만 안타깝게도 그런 것은 아니다. 연구 보고서에 의하면 남성들의 96%가 성행위 도중에 오르가즘을 느꼈다고 하는 반면 여성의 경우 동일한 질문에 대해 56%만이 그렇다고 응답했다.

2. 매일 성오르가즘을 느끼지 못하는 이유는 무엇일까?

남녀 모두 성오르가즘의 현상, 즉 피상적인 측면은 공통적인 것 같지만 실상은 서로 다른 것이다. 남성은 오르가즘 직전에 성감이 상승하게 되며 사정 시에 급격히 하강하고 소실하게 된다. 하지만 여성의 성감은 마치 서로 만나는 곡선을 그리듯이, 서서히 상승하여 성오르가즘이 지나게 되면 완만히 하강하게 되는 것이다. 이러한 남녀의 차이가 여성의 오르가즘을 방해하는 요소이다.

3. 남성의 성기가 커서 성감이 뛰어난 것일까?

원래 질은 신축성이 뛰어나서 큰 음경을 받아들이면 늘어나고 작은 것을 받아들이면 그 크기에 따라서 수축하게 된다. 질이 느낄 수 있는 부분은 일반적인 통념과는 달리 입구뿐으로, 음경의 사이즈의 크고 작은 것은 결코 문제가 되지 않는다. 결국, 성관계의 만족도는 크기에 관계없이 정신적인 것이 문제인 것이다.

4. 남성의 음경이 발기하게 되면 어느 정도 크기인가?

남성의 발기라는 것은 평소에 처져있는 음경이 자극을 받게 되면 딱딱해지면서 커지는 현상이다. 요도 해면체에 피가 몰리기 때문에 보통 7~8cm 정도 늘어나게 된다. 남자들은 야한 것을 보거나 생각만으로 발기할 수 있으며 건강한 남성은 아침에 일어나서도 발기가 되는 것이다.

5. 아침부터 발기된 남자, 또 하고 싶은가?

신혼 초 성적 자극을 받지도 않았는데 아침에 또 발기된 남편을 보면서 당황해하는 신부가 있다. 하지만 이런 때에 남성의 성기가 발기된 것은 단순한 생리적 현상으로, 즉 아침 발기는 성적인 발기와는 전혀 상관이 없다. 방광에 차 있는 소변이 전립선이나 성기를 자극하며 반사적으로 발기되는 것이다.

6. 옥녀는 정말 있는 것인가?

질은 신축성이 매우 뛰어나서 삽입물질에 금방 적응하게 된다. 질은 주름이 많은 근육성으로 되어 있고 이 근육은 대부분 자신의 의지대로 움직일 수 없는 불수의근이기 때문에 여성의 의지대로 할 수 있는 근육은 아니다. 만약 의식적으로 질을 조이려고 하는 것이라면 질의 입구를 싸고 있는 부해면체와 일반적 골반 격막이 수축되는 식이다.

7. 질이 크면 오르가즘을 느끼기 어려운 것인가?

여성의 성기는 신축성이 매우 뛰어나서 남성의 성기의 크기에 따라서 조절이 된다고 앞서 말했다. 예를 들어서 성기가 큰 여성들이 음경이 작은 남성과 지속적으로 성관계를 하면 크기에 맞추어 질의 사이즈가 작아진다. 반대로 질이 작은 여성이 음경이 큰 남성과 계속 관계를 하면 질의 크기가 커진다. 하지만 신혼 초는 성기의 사이즈가 조화를 이루지 못하는 시기이기 때문에 잘 맞지 않는다는 느낌이 있을 수 있다.

8. 질 입구가 작은 경우도 문제가 없다.

여성들의 질 입구가 너무 작거나 수축이 되지 않는 것은 선천적인 것도 있겠지만, 성교에 대한 환상과 강박관념에서 나타나는 증상이기도 하다. 만약 질 입구가 열리지 않아서 삽입 자체가 어렵다 하면 그 원인을 찾아야 할 필요가 있다.

이 증상을 가진 여성들은 성교를 할 때 통증이 심해서 오르가즘을 제대로 느낄 수 없으며, 만약 선천적인 것이라고 판단되면 남편에게 이해를 구하고 병원을 찾아가서 상의를 해보는 것이 좋다.

9. 남성이 사정할 때 여성이 오르가즘을 느끼는 것이 가능한가?

남성의 경우는 사정을 해서 오르가즘에 도달하는 반면에 여성은 이런 것과 상관없이 오르가즘을 느낄 수 있다. 다시 말해 남성이 사정하는 시기와 여성이 오르가즘을 느끼는 시기는 직접적인 연관관계가 없고 여성의 경우 사정과 같이 고정된 페이즈에서 자유롭다. 따라서 오르가즘에 이르는 시기 자체는 달라도 성교에 임하는 남성의 자세에 따라서 원하는 시기에 오르가즘을 충분히 느낄 수 있다. 남성이 삽입 전 각종 애무 등으로 여성의 성고조를 인도한 다음에 삽입을 하면 되는 것이다.

10. 성기를 삽입하지 않아도 오르가즘을 느낄 수 있는 것인가?

성기의 삽입은 오르가즘의 충분조건이기는 하지만 필수조건은 아니다. 특히 질에 삽입하는 것을 몰두하는 성교는 오히려 오르가즘을 방해하는 것이다. 실제로 삽입과 피스톤운동을 통해서 오르가즘을 느끼려고 할 때 여성은 종종 실패하기 때문이다.

이처럼 삽입은 여성이 받는 자극을 떨어뜨릴 수 있다. 물론 애무를 통해 오르가즘 직전까지 몰고 간 후에 삽입을 하는 것이라면, 이 때의 삽입은 오르가즘을 더욱 폭발적으로 불러일으킨다.

11. 특별히 오르가즘을 잘 느낄 때가 있을까?

여성들은 배란기에 성욕이 증가한다고 한다. 배란을 계기로 성욕은 생리의 삼사일 전에 가장 고조되는 것으로 통계되고 있다. 이것은 물론 통계일 뿐이다. 허나 남성과 다르게 여성은 주기적 변화가 있는 것이 사실이다.

12. 누구나 오르가즘에 도달하는 방법은 같다?

남자가 질을 애무하면 오르가즘에 도달하지만 가슴을 애무하고 열심히 피스톤 운동을 할 때는 못 느끼는 여성이 있다. 같은 여자라고 해도 오르가즘에 도달하는 방법은 제각기 다르다. 그토록 다양한 여성의 성향을 분석하여 오르가즘에 도달하게 하는 것이 남성의 능력이라고도 볼 수 있는 것이다.

13. 한 번의 성관계로 여러 번의 오르가즘을 느끼는 것이 가능한가?

여성은 오르가즘을 맞이해도 서둘러 쇠퇴기를 맞지 않는 대신 흥분 지속 상태가 지속하며, 다시 남자가 음경 운동을 하든지 하여 치골을 음핵 주위에 몰아붙이면 다시 오르가즘을 느끼는 것이 가능하다.

14. 남자와 동시에 오르가즘을 느끼는 방법은 없는 것인가?

성관계를 할 때 삽입이라고 생각하는 경향이 근거이다. 특히 남자는 삽입을 해야만 여자가 오르가즘을 느낄 것으로 생각하지만 정말 잘못된 생각이다. 서로가 오르가즘을 느끼고 싶다면 애무나 전희를 꼭 해야 하고 둘만의 성 반응주기를 잘 맞추어야만 한다. 다시 말해 삽입에 국한될 것이 아니라 충분히 전반적인 성교를 통해서 상승기와 절정기, 융해기를 맞아야 두 사람이 동시에 황홀한 오르가즘을 느낄 수 있는 것이다.

잊지 마라, 남성들이여. 전희는 남성도 오랜 시간 성교를 즐길 수 있게 하는 특효약이다.

15. 사정한 남성이 냉정해지는 것은?

남성이 사정을 한 후 냉정해지는 것은 애정이 없어서가 아니다. 무반응을 쫓고 있는 것이다. 남성은 일단 사정을 하고 나면 오르가즘이 해소가 되기 때문에 부인이 원하는 행동을 하는 것이 어려운 것이다. 정신과 육체가 풀어져서, 흔히 나타나는 현상이라고 한다면 잠을 자고 싶은 욕구가 생기게 되는 것이다. 하지만 남자는 여자와 달리 중간과정이 없다는 것을 이해해야만 한다. 일단 남자가 사정을 한 뒤에 발기력을 회복하려고 하면 여성이 생각하는 것보다 꽤 많은 시간이 걸리게 된다.

16. 처녀막이 터질 때 소리가 나는 것인가?

처녀막이라고 하는 말의 어감 때문에 소의 가죽처럼 팽팽하게 되어있다고 생각하는 경우가 많다. 그러나 처녀막은 실제로 보게 되면 질 입구에 팽팽하게 붙어 있는 것이 아니라 질 입구 주변에 펄럭펄럭한 모양으로 되어 있으므로 처녀막이 파열될 때는 소리가 나는 것은 아니다.

17. 여성들은 성교를 할 때 왜 소리를 지르는가?

여성들은 키스를 할 때 눈을 감거나 성교를 할 때 너무 밝은 곳에서 하는 것을 싫어하는데, 여기에는 그럴 만한 이유가 있다. 심리적인 안정이 필요하기 때문이다. 성교를 할 때 소리를 지르는 행위는 그 느낌을 확실하게 느끼고 싶어하는 심리의 표출인 것이다.

18. 자극을 주지 않아도 질 입구가 축축할 수 있을까?

질과 자궁에 이상이 있을 때 이런 증상이 나타난다. 성적인 자극을 받지 않았을 때도 질 입구가 젖어 있는 경우다. 성적으로 흥분되었을 때 젖어 있다면 지극히 자연스러운 일이나 그렇지 않을 시에도 젖어 있다면 전문의를 찾아가야 하는 것이다. 의학적인 지식이 없는 남자는 성적으로 미리 흥분해 있다고 생각할 수 있다. 그러나 이것은 성기에서 흘러나온 고름과도 같다는 것을 알아야 한다.

20. 선천적으로 불감증이 있을까?

심리적인 것이지 신체에 이상이 있어서 그런 것은 아니다. 성교를 통해서 극도로 감을 느끼지 못하는 여성들이 있다. 그러나 이런 경우는 매우 적다. 불감증을 타고난 여성은 없다. 부모의 따뜻한 사랑을 받고 자란 여성이라면 이런 병증을 보일 이유가 없는 것이다. 오르가즘을 느끼지 못하는 여성은 어려서부터 심각한 정서불안을 겪는 경우도 있다.

21. 성교 중에 말이 많다고 하는 남성이 있는데

신혼 초에 남성은 아내의 반응에 매우 민감한 편이다. 실제로 성교 후에 많은 남성은 오르가즘을 느꼈거나 좋았냐는 등 질문을 던지면서 여성의 말을 듣고 싶어 한다. 이것은 아내들이 얼마나 만족했는지에 포인트를 두기 때문이다. 신혼 초에 특히 이런 불안감이 크다. 이럴 때는 더불어 남편이 부인의 표정을 잘 살피기 때문에, 침묵과 무표정으로 일관하는 여자는 그 순간 남자의 불안감을 여러 가지로 가중하고 있다는 사실을 알아야 한다. 남자의 행동에 적절한 반응을 보이는 것이 불안감을 줄이는 정답이다.

22. 생리 중에 성교를 해도 괜찮을까?

현대 의학은 생리 중에 성교를 해도 괜찮다고 한다. 그러나 여성의 몸은 생리 중에 여러 기관이 예민해져서 자극을 받기 때문에, 성교는 괜찮아도 성교시간이 길어지면 안 된다.
남녀 모두 생리 중에 성교를 하는 것은 지저분하다는 생각을 가지고 있는데, 큰 문제 없는 오해지만 반대로 생리가 아닌 기간에는 위생에 큰 신경을 쓰지 않아도 생각한다면 이는 잘못된 것이다. 항상 관계 전후 청결에 주의해야 한다. 이상으로 22가지를 말했는데 독자 여러분은 잘 관찰하기를 바란다.

2. 성교를 잘할 수 있는 비결

사랑하는 파트너를 만나서 성의 신비로움을 알고 성을 즐기게 되면서부터는, 누구나 성교를 잘하고 싶다는 욕망을 가지게 된다. 그러나 사람들은 자신들이 꿈꾸어왔던 사랑과 행복하고 만족스러운 성교를 즐기지 못하고 있는 경우가 많다.

그 이유는 성교를 잘할 수 있는 비결을 남녀불문하고 너무나 모르기 때문이다. 음식 맛을 내는 손끝의 비결처럼 성교에도 비결이 있는 것이다. 성교를 잘하기 위해서는 먼저 성적반응을 하는 신체의 부위를 잘 알아야 한다.

시각·청각·감각 등이나 성적 접촉을 통해서 성적 자극을 받아 흥분된 육체는 즉시 종합적인 감각을 두뇌에 신호로 보낸다. 이와 동시에 오장육부의 장기를 중심으로 내분비 순환계가 주기적으로 돌기 때문에 생리학적 반응을 보이게 된다. 뇌와 장기가 흥분부터 성교 오르가즘까지 주관하고 있다는 것을 알아야 한다. 이를 이해하면 지금까지의 잘못된 성교의 습관도 바꿀 수 있다.

성적감각을 받아서 흥분한다는 것은 마치 전신으로 비상령이 발령되는 것과 같다. 뇌에서 강력한 산화질소를 성기로 내보내고 기관을 확장하여 혈액을 가득 채워서 발기시켜준다. 동시에 총사령관인 뇌는 모든 장기에 비상사태를 선포하고 그들의 행위를 제한시킨 뒤에 인체 유지에 사용될 에너지 중 일부를 강제로 성 기관으로 보내는 것이다.

성기에 밀접한 성에네르기는 눈에는 보이지 않지만, 전신에서 모여든 에너지라 너무 강력하다. 따라서 에너지를 다루는 훈련이 되어 있지 않은 사람은 그 힘에 압도되어 행위에서 오래 견디지 못하고 성에너지를 사정으로 몸 밖으로 배출해서 잃어버린다.

사정과 동시에 수 초간의 성오르가즘을 느끼고선 이내 무엇인가 잃은 느낌으로 수면을 취하는 이유가 여기에 있다. 그러므로 강한 성에너지를 다루는 방법을 훈련하게 된다면 남성은 영원히 성교를 잘하는 비결을 터득하게 되는 것이다.

이를 간략하게 말한다면 다음과 같다. 신체 전역에서 몰려든 성에너지는 정자가 몸 밖으로 잘 나갈 수 있도록 흥분을 고조시켜줌과 동시에, 쾌감으로 장기에서 성오르가즘을 느끼면서 성 에너지를 완전하게 보상해주게 되는 것.

그러기 위해서는 음경에 위치한 반사점을 잘 이용하는 것이 좋다. 반사점이란 신경이 어느 부위에 집결하는 것으로 인체의 각 부분과 밀접한 관계가 있는 것이고 척추를 통해 신체 각 장기의 반사점을 나타낸다.

흉추 1번은 기관지, 흉추 2번은 심장, 흉추 3번은 폐로서 서로 밀접한 관계가 있는 것과 같이, 그리고 인체의 기관과 장기에 각기 해당하는 반사점이 모두 위치하는 것과 같이 성기에도 반사점이 존재하는 것이다. 그리고 대부분이 사람들이 예민하다고 생각하는 귀 부분부터, 뇌로 연결되는 손과 뇌하수체, 전립선, 신장, 폐장(肺臟)의 반사점이 있다. 또한, 몸통부분에서는 비장, 위장, 췌장, 간장, 소장, 방광, 대장의 반사점으로부터 4,000여 개의 성감 세포가 존재한다는 것을 알아야 한다.

특히 귀가 예민한 이유는 귀의 두부(頭部) 반사점이 성교 시 인체의 가장 중요한 부위에 해당되기 때문이다. 그리고 피스톤을 할 때 먼저 질 점막에 많은 접촉이 이루어져서 자극이 극상승하게 되는데, 질 삽입이나 자위, 피스톤 삽입 등으로 약 4,000 여개의 성감세포에 빠른 자극을 주게 되므로 순간적인 쾌감을 느낀다. 그 후 통제 불능의 상태가 되면서 가속도가 붙어 이판사판이 되어 사정까지 달려가게 되는 것이다.

이를 극복하고 성고조를 오랫동안 맛보기 위해서는 성기의 반사점을 이용하여 속도를 늦추어야 한다. 강하고 빠른 쾌감은 결코 성 쾌감을 벗어날 수 없지만 찬찬하고 오랫동안 지속되는 쾌감은 반사점을 통해 정신으로 번지게 되어 정말 깊이, 황홀하여 말로 형용할 수 없는 오르가즘을 느끼게 되는 것이다.

이처럼 뇌와 오장육부와 내분비와 함께 오르가즘을 오랫동안 느끼는 것을 습관화하는 것이 성교를 잘하는 것이다. 오늘 밤에는 오르가즘이 대리역할만 하는 것에서 과감히 벗어나서, 오장육부를 밤새도록 사랑해 보는 것도 좋을 것 같다.

3. 성행위에 임하는 태도

　남성의 경우 여성을 배려하는 태도를 취해야 한다. 특별한 성욕이 일어나면 상대에 대한 배려도 없이 삽입하려고 하지만 여성 측에서는 애무나 전희를 해주어야 하는 것이다. 남성들은 성의 욕구가 받아들이게 되면 때와 장소를 가리지 않고 서두르는 경향이 있는데 여성들은 분위기에 젖어있기를 원한다.
　성행위를 만족스럽게 하려면 이처럼 분위기와 장소도 즐길 줄도 알아야 한다. 남성들은 성행위에 있어서 일방통행이라 종종 여성들의 말 없는 불만을 사게 된다. 만족할 만한 성을 위해서는 상대 여성의 배려 즉 애무나 전희를 원하는지 삽입을 원하는지 사정은 언제 원하는지를 잘 알아야 하며, 남성과는 달리 여성들은 사정 후에도 뒤풀이를 잘해주기를 원한다.
　대부분의 남성들은 여성의 외모나 행동에 쉽게 자극을 받지마는 여성들은 남성에 비해서 시각적인 자극을 별로 받지 않는다. 자신이 성충동이 되었거나 성욕이 발동되었다 하더라도 상대 여성이 성욕이 일어났다 할 수 없으므로, 자신이 흥분하면 상대도 흥분하게 하도록 노력해야 하는 것이다.

　대부분의 성행위는 여성보다 남성의 제의로 이루어지게 된다. 그 이유는 여성의 경우 성욕이 발생했어도 자신이 성행위를 하고 싶다는 말을 남성처럼 능동적으로 표현하는 것은 수치스럽다고 생각하기 때문이다. 적극적인 태도를 취하지 못하는 것이다. 그러므로 남성은 여성이 원하고 있는지 아닌지 지혜롭게 판단해야 하는 것이다.

　그리고 여성도, 때로는 야한 여자로 변해야 하는 것이다. 여성은 남성과 좀 다르게 여러 가지 다양한 형태의 오르가즘을 가진다. 남성의 성은 단순하지만, 여성의 성은 복잡하고 다양하다는 것이다. 남성은 성에 임하여 여성도 적극적이길 원하나 여성은 피동적인 경우가 많다. 성에 관하여 요조숙녀같이 정숙한 태도를 취한다면 실망한다.

　남성은 성에 있어서는 같이 적극적으로 행동해주기를 원한다. 키스를 할 때도 혀와 입술을 감미롭게 움직여주고, 성교에 있어서도 허리와 둔부를 같이 움직여주기를 원한다. 목석같이 부동자세로 있는 것은 경험부족이거나 수치심에 의한 것이지만 남성들은 극히 싫어한다는 것이다. 그러므로 사랑에 있어서는 끼 있는 여자라는 오해를 받을 정도로 솔직히 해야 한다. 좋은 만큼 소리를 내주는 것도 남성들이 좋아하는 것 중 하나.

　여성들은 성에 임하는 태도에 따라 현실파와 낭만파, 능동성과 수동성으로 나눌 수 있다. 남성도 마찬가지지만 사람마다 각기 달라 복잡한 것인데, 그 중 공통점이 하나 있다.

　얘기하기에 앞서 부부싸움은 칼로 물 베기란 말이 있다. 요즘 시대에는 꼭 그렇지도 않은, 그것이다. 최근 젊은 사람들 사이에는 사소한 싸움이 법원으로, 다시 법원에서 이혼으로 종결되는 식의 매우 극단적인 사례가 증가하고 있으니 말이다.

이와 같이 사소한 일을 극단적으로 몰고 가는 이유 중 하나는, 다름 아니라 원만한 잠자리를 하지 못하기 때문이다. 만족하지 못하면 상대방에 대한 야속함과 불만이 쌓이고 아무 일 아닌 것에도 언성을 높이게 되는 것이다. 이런 점에서 볼 때 부부간의 건강한 잠자리는 화목한 생활의 필수조건이다.

즐겁고 건강한 잠자리를 위해서는 어느 한쪽만의 노력으로는 불가하지만, 특히 여성보다 남성의 노력이 절실히 필요하다. 전날 밤에 따라서 다음 날 아침상이 다르다는 말이 있지 않은가? 즉, 부인의 서비스가 천차만별이 되는 것이다.

우선 부부간에도 성교에 대한 이야기가 중요하다. 평상시에도 부부관계에 대해서 거리낌 없이 부인과 함께 이야기를 하는 것이 중요하다. 남자들끼리 술자리에서 이야기를 하듯이 부인과 거리낌 없이 이야기한다면 처음에는 놀라겠지만, 차츰 관심을 가질 것이다.

그리고 항상 몸을 청결히 해야 한다. 여성은 이를 닦지 않거나 발을 씻지 않고 잠자리에 드는 것을 싫어한다. 아무리 변강쇠가 부럽지 않다고 해도 입 냄새와 발 냄새가 풀풀 나는데 절대 낭만적인 분위기가 이루어질 수 없다.

특히 술에 많이 취했다면 부인의 단잠을 깨우는 행동을 범하지 말고 얌전히 잠자리에 드는 것이 중요하다. 또, 부인이 원하는데 너무 피곤해서 할 자신이 없다고 자는 척하는 것은 바람직하지 않다. 이는 오히려 부인의 화를 돋우게 되는 것이다. 솔직히 자신의 상태를 이야기하고 부인을 밤새 꼭 안고 자는 것만으로도 아침상에 고깃국이 올라오는 것이다.

　잦은 조루나 발기 부전으로 정력에 자신이 없는 남성이라도 혼자 고민하지 말고 부인과 대화를 나누는 것이 현명하다. 정작 본인보다 상대방이 해결방법을 알고 있는 경우가 있다.

4. 행복해지려는 부부생활

1. 남과 비교하지 마라.

　　남과의 비교, 특히 부부생활의 비교는 불행의 지름길이다. 불필요한 심리적 부담만 낳을 수 있다.

2. 욕심을 내지 마라.

　　욕심은 불행의 씨앗이다. 마음을 비우고 부부가 서로 만날 때까지 인내해야 멋진 사랑을 할 수 있다.

3. 부인이 적극적이면 서로가 오르가즘을 느낄 수 있다.

　　남편에게 모든 것을 맡기게 되는 경우 곤란해진다. 부인이 얼마나 적극적이냐에 따라서도 천차만별로 달라지기 때문이다. 요즘은 여성

상위시대가 아닌가. 하고 싶을 때 해라. 성교란 것은 하고 싶을 때 해야 쾌감을 얻을 수 있는 것이다. 욕구가 전혀 없을 때 하면 만족감보다 불쾌감을 가질 수 있다.

4. 성교를 할 때는 대화를 많이 하는 것이 좋다.

호흡을 맞추기 위해서는 대화를 많이 해야 한다. 남편이 마음을 터놓고 성교에 대해서 정보를 이야기하는 것이 무엇보다 중요하다. 서로의 성교 대화는 가정의 화목을 가져오는 것이다.

5. 성 보복은 부부관계를 망치는 지름길이다.

어느 한 남편은 다음과 같은 하소연을 한 적이 있다. 부부간에 다툼이 있은 다음 같이 잠도 자고 아내와 화해도 할 겸 아내에게 잠자리를 요구했다. 아내는 남편의 기분만 흥분시켜놓고 돌아눕는 것이었다. 그 이후로도 아내는 조금이라도 마음에 들지 않는 행동을 하면 돌아눕기 일쑤였다. 감정을 누르지 못하고 성교를 하면 마지못해 응하면서도 쌀쌀한 표정을 짓는 것이었다.

그런 아내의 냉대를 하나하나 기억했다가 아내가 접근하면 냉정히 뿌리쳤다. 이렇게 하니 부부 사이에 냉기가 흘렀고 살얼음 같은 생활을 하게 되었다. 성생활은 부부관계를 유지하는 생명줄이다. 성생활을 떠난 부부 관계는 유명무실한 거나 마찬가지다. 따라서 부부생활의 근본인 성생활이 전쟁을 하는 수단으로 쓰이는 것은 매우 잘못된 것이다.

성생활의 질이 높아질수록 생리적·심리적으로 더욱 즐거워지며 부부관계가 더욱 돈독해진다. 그러나 성생활이 부부의 즐거움을 가져다주는 것이 아니라 서로를 굴복시키는 수단으로 악용된다면 이는 각자 자신들에게 죽음을 부르는 행위나 마찬가지다.

　인류의 성욕은 하루에 세끼를 먹어야 하는 식욕과는 다르다. 한번을 하더라도 제대로 해야 한다. 성욕이 없는 성생활은 의미가 없다.

　이미 성생활을 보복의 도구로 사용하고 있는 분들에게 고한다. 여러분의 부부관계는 한 번에 어찌 해결하기에는 어려운 경지에 온 것 같다.

　따라서 우선 자기가 할 일에 대해서 반성하고 성 보복행위 같은 잘못을 인식하고 부인에게 화해를 요청하며, 이럴 때는 아내가 미처 생각지도 못한 것을 선물하거나 아내의 일을 돕거나 같이 극장을 간다든가 우스갯소리를 한다든가 하여 부인의 마음을 풀어주어야 한다. 이렇게 해서 평온한 마음으로 서로 이야기를 주고받았을 때 진심으로 사과하고, 아내도 감동을 받아 자신도 잘못했다고 사과를 하게 되는 것이다.

　알아두어야 할 것이다. 이와 같은 악용은 남편과 아내의 바람직한 성생활에서의 금기 사항이자, 돈독한 부부생활을 금가게 한다는 것을.

　철없는 남편의 행동을 하지 말아야 하는 것이다.

　부인의 감정이 고조되고 부인의 성욕이 불타오를 때 요구를 들어주지 않는 경우를 말한다. 갑자기 성행위를 중단해 버린다든지, 이 과정에서 비협조적인 태도를 취하고 아내가 제기한 성적 행동을 무시한다든지, 성행위 시 자기만 얼른 사정하고 잠들어 버린다든지.

또한 부부 사이에서 철없는 아내의 행동을 열거하자면 다음과 같다. 남편의 몸이 달아올랐을 때 성행위와 전혀 상관없는 요구를 해서 들어주지 않으면 즉시 중단해 버린다든지, 양기가 모자란다고 책망하거나 기를 꺾는 말을 해서 자존심을 상하게 한다든지, 남편이 애무와 키스를 요구하는 것을 들어주지 않거나 설사 들어주어도 건성인 경우. 성행위를 요구하는 남편을 냉정하게 저버리거나 성행위를 하는 도중 이런저런 핑계로 성행위를 중지하는 경우, 사무적인 어조로 빨리 끝내라고 하는 등의 행동이 있으며 이는 가급적 금하는 것이 좋다.

6. 부부가 함께 즐기는 오르가즘

　여성은 한 번의 성교에서도 왜 몇 번이고 오르가즘을 느낄 수 있을까? 남성은 왜 오르가즘을 느낄 때 물고기 같은 행동을 취할까? 이런 질문에 자신 있게 대답하는 사람은 몇 없을 것이다. 남편도 아내도 잘 알지 못한다면 진정한 기쁨을 누릴 수 없다. 남성의 여성에 대한 최대의 의문 중 하나이기도 한 현상에 대해, 이 기회를 빌려 잠시 이야기해볼까 한다.

　여성의 기쁨은 한 번의 성교에도 몇 번씩 오르가즘을 느낄 수 있다. 남성은 사정이 끝나자마자 바로 위축되기 때문에 몇 번이고 절정을 맛볼 수 없다. 그러므로 여성의 오르가즘을 쉽게 이해할 수 없을지도 모른다. 무릎에서 다리까지 경련이 일어나고 머리가 뒤로 젖혀지면서도 크게 소리를 지르고 싶어한다. 하복부의 쾌감을 어디로 전달해야 할지 몰라서 쾌감이 몸 안에서 출구를 찾느라 몸이 오그라지고 목이 좌우로 미치고 몸이 부들부들 떨리고 말로 표현하기 어려운 기분. 이걸 여운으로 계속한다는 것은 남성에게는 없는 것이다.

　여기서 오르가즘의 구조에 대해서 말해보기로 한다. 오르가즘은 근육의 수축을 따르게 된다. 다시 말하면 생리적으로 접촉된 긴장이 가려움증 비슷하게 나타나고 다시 찾아올 때는 매우 격렬한 증상으로 다가온다. 마치 재채기처럼 느낄 수 있을지 모른다. 그렇다. 오르가즘은 재채기와 같은 느낌이라고 할 수 있다.

사정은 오르가즘을 일으키는 0.8초의 간격으로 3~7회 수축운동을 한다. 사정이 없는 여성의 경우는 성적으로 쌓이는 흥분을 잘 방출하지 못해 체내에 모이게 되는 것이다. 이처럼 남성의 오르가즘은 사정 그 자체로 지극히 단발적이지만 여성의 오르가즘은 남성의 경우와는 퍽 다르다는 것을 알 수 있다.

다음으로는 성교와 여성의 신체, 그에 관한 속설들을 나열해 보기로 한다. 종종 음담패설의 주인된 자처럼 보이는 남성의 면모와 별개로, 성교의 속설들은 언제나 여성들에게 나온다. 이런 잘못된 속설들로 인해서 남자관계가 복잡하다든가 남자를 기피한다는 오해를 받기도 한다. 심지어 사랑의 위기를 겪게 만들기도 하는 그것. 여성의 신체에 미치는 영향을 주 관점으로, 그에 대해 이야기해도록 한다.

1. 처녀막에 대해서 설명한다.

물론 남자와 잠자리를 하지 않은 여성이 처녀막이 사라졌다면 믿으려 하지 않을 것이다. 그런데 실제로 과격한 운동을 하다 보면 터져 버리는 경우가 있다. 본래 처녀막은 질 입구에 있는 얇은 막이지만 잘못하면 스스로 터져 버릴 수도 있고 오히려 남자와 잠자리 후에도 깊게 삽입을 못 했거나 남성의 성기가 작을 경우에는 터지지 않을 수도 있다.

또한 처녀막이 터지면서 출혈이 되는데 그 양조차도 사람에 따라서 다르다. 속옷에 가볍게 묻거나 아니면 이불에 커다란 흔적을 남기거나 혹은 한참 후에 나오기도 한다. 그러니 처녀막에 대해서 너무 집착하지 않기를 바란다.

2. 남자가 가슴을 많이 만지면 가슴이 커진다, 성교를 하지 않으면 가슴이 작아진다.

라는 말은 옳지 않다. '가슴을 많이 애무하면 유두가 커진다.'라는 것도 잘못된 속설이다. 유두가 커진다는 것은 임신과 관련이 있다. 여자의 가슴이 성적 증거라고 하여 남자들은 유독 예민하다. 그러나 가슴은 성적 경험과 전혀 관계가 없다. 남자가 가슴을 많이 만져준다고 해서 커지거나 성교를 하지 않으면 가슴이 작아진다는 것은 근거가 없는 것이다.

가슴은 호르몬에 영향을 많이 받는다. 즉 생리 주기가 되면 변화가 온다. 그리고 임신을 하면 가슴이 커지고 출산 이후 그대로 가슴이 커진 상태로 유지하며, 수유를 하지 않으면 본래의 크기로 돌아가는 것이다.

가장 예민한 유두의 크기와 빛깔에 대해서 알아보면 선천적인 영향이 크다. 임신 중에 유두 색이 변한다고 하는데 이 또한 사람에 따라서 다르게 나타난다. 출산 후에도 유두 색이 핑크빛인 사람도 있고, 임신을 하지 않았는데도 유두가 검은 사람도 있다.

역시 마찬가지로 남성과 잠자리를 많이 한다고 해서 유두가 커지는 것은 아니다. 결혼을 한 여성에게서도 유두가 작은 사람이 많다. 단지 임신과 출산 등을 통해서 여자의 유두에는 변화가 생긴다. 수유를 하지 않는 경우는 원래의 상태로 돌아오는 경우가 많다.

3. 생리주기에는 성교를 하게 되면 임신이 안 된다.

생리 주기에도 배란이 일정하지 않고 불규칙할 경우, 특히 여름철에 생리 주기가 불규칙해 생리주기와 배란주기가 겹치게 되면 임신 가능성이 있다. 생리 중에도 임신이 가능하지만 항상 생리주기가 일정하다면 임신이 되지는 않는다.

4. 성교를 하게 되면 살이 빠지고 피부가 좋아진다.

그럴 수 있다. 성교를 할 때 사용되는 에너지량은 매우 높다. 남성은 100m 달리기를 열 번 정도 한 것만큼 열량이 소모되고, 여성은 그만큼은 아니지만 적지 않은 에너지가 소모된다. 여성이 상위에서 즐기다면 더욱 많은 열량이 소모될 것이다. 대부분의 성교는 잠들기 전에 이루어지며, 이 경우 잠자기 전에 많은 에너지를 소모하기 때문에 살이 빠질 수도 있다.

사랑을 하면 에스트로겐의 증가로 피부에 윤기가 나고 좋아진다. 또한 누군가를 사랑하게 되면 얼굴이 밝아지고 미소가 짓게 되어, 예뻐지고 피부도 좋아지는 것이다. 따라서 누군가를 사랑한다는 것은 결과적으로 예뻐지고 건강해지는 일인 것이다. 의학적으로도 건강한 성생활을 한다면 젊어지고 예뻐지며 건강하게 산다고 한다. 그래서 적당한 성교를 유지하는 경우 건강하고 행복해지는 데 최고의 보약이라고 할 수 있다.

5. 여성의 가슴에 흥분되는 남자들

왜 여성의 가슴에 남성은 집착을 하는 것인가? 가슴 사이즈가 왜 콤플렉스가 되는 것일까? 물론 가슴이 전혀 없다면 거의 매력을 느낄 수가 없다. 허나 가슴이 작으면서도 풍만하여 매력적일 수도 있는 것이다.

남자는 애인을 선택함에 있어서 단순히 가슴의 크기보다 전체적인 외모의 조화와 성격 등을 본다. 성격은 별로인데 가슴만 크다고 남자들이 좋아하는 것은 아니다. 남자에게 매력적인 여성은 얼굴이 가장 우선적이다. 밝고 흰 피부에 도톰한 붉은 입술, 까만 눈동자를 가진 눈과 계란형의 얼굴과 굴곡 있는 몸매를 좋아하는 경우가 많다. 항상 가슴의 크기가 우선하지는 않는 것이다.

남자도 마찬가지다. 몸짱 만들기에 여념이 없는 요즘의 추세에, 물렁하니 배가 나온 남자는 자기 관리를 못하는 사람처럼 보여서 좋지 않고 건강도 좋아 보이지 않는다. 마치 영화배우처럼 몸을 만들 필요는 없다. 적당한 근육이면 된다. 물렁하거나 배가 나오지 않았거나 하는 정도로. 여자들은 애인으로 믿음직한 남자를 원하지 운동선수 같은 복근 등을 원하지는 않는 것이다.

아름다운 몸매 관리는 스스로를 돌보는 미덕이자 매력이다. 그러나 지나치게 몸에 치중하기보다는 센스와 교양을 키우는 것이 더 좋다. 너무 신체의 일부에 치우쳐 진정한 자신의 아름다움을 감출 수 있기 때문이다. 간단한 아름다움으로서 스스로의 정신과 신체를 건강하게 하는 것이 바람직한 것이다.

6. 여성들이 성욕을 느끼는 순간은 언제인가?

남성에게 성욕은 성교와 동일하다. 대부분의 성적 충동은 두말할 것 없이 성교로 가지만 여성에게 성욕은 성교로 직결되지 않는다. 평범한 여성의 성욕은 신뢰가 쌓인 후에 성교까지 연결되는 것이다. 직업적으로 남성을 상대하는 여성을 제외한다면 여성은 스킨십보다 성교가 우선시되지 않고 성교 전까지의 충동은 단순한 성욕으로 일관한다.

따라서 성욕과 성교를 동일시하면 안 된다. 남성은 섹시한 여성에게 성욕과 성교를 동시에 느끼며 여성도 멋진 남성에게 안기고 싶다는 충동을 성욕으로 느껴 성교까지 가는 경우도 있기는 하다. 그렇다면 남성의 어느 부분이 여성으로 하여금 성적인 충동을 느끼게 하는가?

여성은 포용의 상징인 건강한 넓은 가슴과 어깨를 첫 번째 섹시함으로 본다. 단단하고 넓은 가슴이 안기고 싶은 충동을 느끼게 하고 남자다운 강인함이 느껴진다고 한다. 어깨와 가슴이 넓으면 넓을수록 보호받고 싶다는 충동이 성욕을 일으키는 것이다.

반면 남성은 여성의 두툼하고 섹시한 입술과 특히 매혹적인 눈빛을 좋아한다. 가슴의 크기보다는 입술이 남성을 더욱 자극하는 경향이 있다. 얇은 입술은 남성과 여성 모두에게 호응도가 떨어지는 것이다. 사람이 가벼워 보이고 차가운 인상에 섹시한 느낌이 전혀 들지 않는다. 사람의 취향에 따라서 다르지만 두툼한 입술형에 대한 선호도는 항상 적지 않게 높은 편이다.

그리고 아름답게 생긴 손이다. 거칠고 우락부락하게 생긴 손을 여성이 좋아할 것 같지만 사실 부드럽고 섬세하여 아름다운 손을 더욱 좋아한다. 투박하고 거친 손보다도 청결하면서도 고운 손이 고급스러움을 자아낸다.

그 다음으로 튼튼한 팔과 다리를 본다. 이처럼 여성은 남성의 신체 곳곳에서 섹시함을 느끼는 것이다.

또한 외롭고 힘들 때 그런 조건을 충족시키는 누군가가 옆에서 위로를 해준다면. 여성은 성욕을 느끼면서 그러한 요소가 감정에서 진행을 하기 때문에 따스함에서 성욕으로 이어지게 되는 것이다. 이밖에도 여성의 성욕을 느낄 만하게 하는 것은 많다.

하지만 앞에서도 언급했던 것처럼 여성이 성욕을 느꼈다고 하여 모두가 성교를 바라는 것은 아니다. 가벼운 시선 정도를 원할 수도 있다. 만약 남성이 서둘러서 성교를 하려고 한다면 거부감에 성욕이 사라질 수도 있다. 너무 서두르지 말고 여성이 원하는 것까지만 조심스럽게 진행을 한다.

여성이 성교를 원한다면 모든 긴장을 풀어버린 것이다. 여성이 조금이라도 긴장하거나 몸을 움츠린다면 따스하게 안아주어야 한다. 이것을 이해할 수 있는 남자가 조용하고 섹시한 남자라는 것을 잊지 말아야 하는 것이다. 그리고 여자에게는, 절제를 잘하는 남자를 유혹하고 싶어하는 본능이 있다는 것을 알아야 한다.

7. 사랑에 독이 되는 성교

성숙한 남자의 사랑에 성교를 빼놓을 수 없다. 서로를 친숙하게 해주고 깊게 만들어주지만 때로는 그 때문에 마음이 변하거나 이별을 하기도 한다. 그런 성교는 사랑에 독이 되는 성교라고 할 수 있다. 두 사람의 관계를 멀게 만드는 것을 이처럼 독이 되는 성교라고 하는데 이것에 대해서 언급하기로 한다.

1. 너무 적극적인 성교

너무 적극적이면 상대의 의심을 사게 된다. 요즘 남자는 쿨한 여자를 좋아한다. 그러나 너무 개방적인 성교를 즐기는 여자는 엔조이 상대로는 적당하지만 배우자감으로는 적당하지 않다고 생각한다. 남자의 경우도 취미가 너무 음란하고 퍼팩트한 테크닉을 선보이면 바람둥이라는 생각을 하게 한다. 물론 오래된 부부와 연인이라면 적극적인 성교가 권태기에 신선한 활력이 되겠지만, 성교 파트너에 따라 적당히 즐겨야 할 것이다.

2. 자세가 정형화된 성교

부부나 오래된 연인이 성교를 하다가 녹슬어 어느새 정형화된 것을 느낄 수 있을 것이다. 서로가 너무 잘 알기 때문에 좋아하는 체위가 고정되어 버릴 수 있기 때문이다. 늘 한결같은 성교를 하다보면 즐겁지도 않고 감정도 사라질 수 있다는 것을 알아야 한다.

이럴 때 차라리 성교를 한동안 쉬거나 다른 자세로 하는 것이 도움이 되는데, 색다른 장소를 택하거나 삽입을 하지 않고 서로의 자위 모습을 지켜보면서 오르가즘을 느껴 보는 것도 좋다. 물론 정상적인 방법은 아니지만, 지루한 권태기를 묵묵히 버티기보다 이러한 방식들로 서로가 자극을 하고 느껴보다 보면 서로의 모습이 더 사랑스러워 보일 수 있는 것이다.

3. 성교 후 지저분한 뒤처리

열정적인 성교를 한 후 여기저기 너저분하게 던져진 속옷 휴지 등을 본다면 여자의 매력으로는 볼 수가 없다. 남자는 뒤처리가 깔끔한 여성을 더 매력적으로 본다.

4. 습관적인 성교

만날 때마다 성교를 하다보면 처음에는 좋을지 모르지만 차츰 서로의 즐거움이 반감된다. 서로의 강한 성욕을 참아보고 서로 원하는 성교를 할 때 새삼 다른 기쁨을 느낄 수 있을 것이다. 습관적으로 성교를 하기보다는 성교의 횟수를 조절할 줄 알아야 한다.

5. 너무 비굴한 성교를 생각해보자.

성교 후 여자가 너무 병적으로 집착을 한다. 그러면 괴로운 일이지만, 너무 비굴해도 사랑과 연애에는 도움이 되질 않는다. 이럴 때 남자는 '여자가 날 성교 파트너로만 여기는구나'라고 생각한다.

특히 성교 후 말실수하는 것은 서로에게 치명적이다. 이 여자는 나를 좋아해서 성교를 한 것이 아니라 어쩌다 보니 실수로 심심해서 성교를 했구나, 또한 누구와도 이런 실수를 할 수 있겠구나 하는 생각을 할 수도 있다.

너무 복잡하게 생각하여 망칠 것 같다면, 그냥 차라리 "자기야, 너무 좋았어"라는 식으로 간단히 한 마디 해주는 것만으로도 상대방에게는 충분히 사랑스럽게 보일 것이다.

6. 성관계는 사랑의 필수 조건인가.

잘 맞으면 서로의 궁합이 좋아서라고 생각하기보다는 상대가 워낙 경험이 많아 그쪽으로 능력이 발달되어 잘 맞는 것이라고 생각한다. 그래도 성교 중에 여자를 잘 배려하는 남자는 결국 결혼이나 연애에서도 여자를 잘 배려하고, 성교를 잘하는 남자가 평소 삶에서도 건강하고 행복한 삶을 유지하는 경우가 많다. 살아보면 그렇다.

일에서 받는 스트레스를 성교로 풀고, 무료한 하루를 성교로 풀고, 관계에서 오는 권태를 성교로 푼다. 성교란 관계에 있어서 무엇보다도 중요하고 필요하며 근본을 이루는 것이다. 물론 성교를 배제하고 이루어지거나 성교 없이도 유지되는 관계도 많다. 그러면 인간의 성생활은 언제까지 지속될 수 있을까?

그 전에 남성은 정액을 보배로 생각한다. 이 보배가 여자의 자궁에 들어가면 아이가 생기고 자신의 젊음에 간직하면 몸을 건강하게 한다. 아이를 태어나게 하는 것도 아닌데 아까운 보배를 헛되이 쓸 것인가? 한 번 성교하지 않으면 보약 한 첩 먹는 것보다 낫다는 옛말이 있다. 조선시대의 성교원에서는 이것이 정액을 소비하는 것을 말하고 정액은 남성의 진액임을 말하며 이를 소비하는 행위는 곧 생명력이 줄어드는 것을 의미한다고 했다.

그러나 현대 의학에서는 그 반대이다. 중년이나 노년에 적절하게 이루어지는 부부관계가 수명연장에 도움이 된다고 한다. 45~49세 남성을 대상으로 실험한 영국의 한 연구 결과에 의하면 매주 2회 정도 성교를 하는 남성에 비해 매달 한 번도 성교를 하지 않는 남성이 수명이 2배 정도 짧다고 하는 연구결과가 나왔다. 나이가 들어서도 왕성하게 성생활을 하는 사람들이 고혈압이나 당뇨처럼 정력이나 발기력에 지장을 주는 만성질환이 없음을 볼 수 있었다.

반면 한 달에 한 번도 성교를 하지 않는 사람들은 몸에 이상이 있거나 가정이나 일에 의해서 성욕을 느끼지 못할 수도 있다. 이런 사람은 스트레스를 많기 마련이고 스트레스는 건강에 악영향을 미친다. 그리하여 건강에 자신이 없고 스트레스를 많이 받는다면 장수와는 거리가 멀 것이다.

현대 의학의 발달로 인간의 성교는 언제까지고 가능하게 되었다. 약화된 성욕과 발기력이 치료될 수 있는 발기부전 치료제의 개발이 그 시작이다. 또한 이제는 발기부전 치료제뿐만 아니라 노화된 남성 갱년기에 대해서 다시 젊고 건강하게, 그리고 안전하게 치료를 할 수 있는 시대에 살고 있다.

유태인 속담에서는 성교를 강에 비유한다. 너무 세차면 음란하고 생명을 약하게 한다. 알맞은 것이라면 생명을 지속시키고 부드럽게 한다. 주기적으로 하는 성생활은 부부관계를 만족시키고 자신의 건강도 유지하는 불로장생의 한 가지 방법이다. 성욕감퇴는 물론 발기부전은 건강의 적신호로 인지하고 비뇨기과 전문의와 상의를 해야 한다.

그리고 성생활은 인류의 미용사라고도 할 수 있다. 현대를 살고 있는 우리들은 날로 미용에 관심을 가지고 있다. 화장품이나 피부 보호제가 미용 효과가 있다며 사람들은 과감하게 지갑을 열고 있다. 그뿐만 아니라 사람들은 미용의 효과를 위해서 코의 높이를 키우고 눈을 크게 하며 턱을 갸름하게 하는 등 성형에도 거침이 없다.

이것은 인간의 본능이기 때문에 비난의 대상은 아니다. 그러나 청춘의 아름다움은 물리적인 것만으로 이루어지는 게 아니다. 생활 활력이 없는 사람은 오랫동안 시름에 잠기면서 주름이 생기고 빨리 노화된다 알려져 있다. 반대로 활기차고 시름없이 살면서 사람의 심장이 일정하게 가동되면, 그리고 즐겁게 산다면 젊음이 오래 유지되는 것이다.

일상생활 가운데서 이렇듯 기혼남녀의 즐거운 상태를 유지할 수 있는가에 성생활의 비중이 있다고 해도 과언이 아니다.

전문가의 말에 의하면 성생활은 사람의 정서에 영향을 미치며 심지어 큰 변화까지도 줄 수 있다고 한다. 과학자들의 실험에 의하면 사람은 유쾌한 때 신체에 여러 기관에 변화를 가져와서 호흡이 고르고 내장이 원활하게 움직이면서 위액이 분비가 되는데, 이런 변화는 두말할 것도 없이 인체에 이로운 것이다.

마음이 불쾌하면 당연히 반대의 효과로 나타나게 된다. 정기적으로 불화가 생겨서 성생활이 원활하지 못하면 남성은 12년, 여성은 6년의 평균수명이 단축된다고 한다. 반면 홀로 있는 남성은 수명이 15년 정도 짧으며 고혈압, 당뇨 등 질병이 많다고 알려져 있다.

그리고 남녀가 성교를 하게 되면 대부분 애무를 하게 된다. 미용 비결 가운데 하나는 얼굴 마사지인데 성교 전후의 애무와 키스가 이런 역할을 하는 것이다.

또 성교로 황홀해진 감각은 중추신경계통을 자극해 인체에 신진대사를 촉진하는 바 이는 여성의 외모에 중대한 영향을 준다.

성호르몬의 분비가 많으면 피부가 부드러워지고 머리카락과 손톱에 윤기가 돌며 얼굴에 생긴 여드름 등이 저절로 사라지게 되는 것이다. 이런 현상을 주위에서도 흔하게 볼 수 있다.

동시에 성생활을 통한 혈액순환과 호흡의 질주는 피부 등을 변하게 하여 세포조직에 수분을 증가시킴으로써 주름살이 감소하거나 점차 사라지게 한다. 적지 않은 남자가 성교 후 아내가 더 예뻐 보인다고 하는 것은 여기에 과학적인 근거가 있는 것이다. 고로 성애는 곧 인류의 미용사라 해도 될 것이다.

7. 황홀한 밤을 보내는 방법

　마음을 열어야 몸이 느낀다. 인간이 동물과 다른 점은 종족 번식이라는 의무적인 행위를 하는 것이 아니고 발정기가 오기를 기다리는 것도 아니며 성교를 스스로 선택할 수 있다는 것이다.
　　직립보행을 통해 인간의 두 손을 자유롭게 쓸 수 있으므로 진화에 바탕이 된 것처럼, 선택 성교는 종족 번식의 의무에서 해방시켜주고 있는 것이다.
　　남편을 온 마음으로 받아들여라. 남편이 즐겁지 않으면 나도 즐겁지 않은 것이다. 몸과 마음을 풀어두고 내게 봉사할 수 있도록 해주어야 하는 것이다. 자기보다 키도 작고 유명한 탤런트보다 덜한 남편이지만 내게는 기쁨을 안겨줄 사람이 그라는 것을 잊지 마라.
　　몸이 느낄 수 있다. 혼자만의 절정은 순간의 쾌락으로 치달을 뿐 깊숙한 곳까지 즐거움을 가져다주지 못하는 것이다. 진정한 오르가즘은 몸과 마음의 합일이기 때문이다.

7-8. 즐거우려면 준비가 필요한 것이다.

　청결은 상대에 대한 기본 예의고 자신를 위한 또 하나의 준비다. 은근슬쩍 이불을 걷고 들어와 팬티만 내린 채 몇 번 건들거리다 마는 성교라면 굳이 그럴 필요성도 느끼지 못할 것이다. 그의 손이 내 몸

어디를 공략한다고 해도 받아들일 준비가 되어 있지 않다면 한껏 달아오른 그의 마음에 찬물을 끼얹는 것과 같다.

행복한 밤을 바라는 남편과 아내들에게 배뇨 등의 치골과 미골 근육을 반복시켜 강화하는 가벼운 운동을 권한다.

이러한 말을 하는 전문가는 적지 않다. 한마디로 어정쩡한 것보다는, 이 운동이 상당히 괜찮은 것이다.

그렇기 때문에 주기적으로 하는게 매우 좋은 효과를 얻을 수 있다.

애초에 요실금 치료를 위해서 개발된 이 운동이 여성의 질 강화 운동으로 바뀐 것은, 심장병 치료제로 개발된 비아그라가 정력제로 둔갑한 것과 같은 것이다. 우리가 언제 어디서든지 할 수 있는 가장 큰 운동으로, 오줌을 참기 위해서 질 근육을 잔뜩 오그라뜨리는 것이다. 평소에 오줌 참기 운동을 함과 동시에 음모 주위에 꼬리뼈를 감싸는 미골근육을 강화시킬 수 있다.

이처럼 질과 항문의 근육을 단련시키는 것이, 삽입된 남성의 음경을 강하게 압박해서 성감을 최대로 오르게 하는 것과 더불어 남성의 조루 예방에도 효과가 있음을 알아야 한다. 실제 오줌 참기 운동을 하는 여성은 성적으로 더 빠르게 그리고 더 강렬히 흥분을 하는 것은 물론 심지어 자위를 할 때도 더한 만족감을 느끼는 것으로 알려져 있다.

9. 때때로 바뀌는 체위

아무리 맛있는 음식이라도 매일 먹게 되면 식상하게 된다. 행위를 이리저리 바꾸면서 나누는 성행위는 또 다른 자극인 것이다. 그리고 여성은 즐거움의 소리를 참지 않는 것이 좋다. 성교 묘사에 빠지지 않는 것으로 신음이다. 소리는 자연스럽게 흘러나오는 표현으로 체위를 더 맛깔나게 하고 서로를 더욱 친밀하게 한다.

사실 신음이라고는 하지만 힘들어서 헉헉대거나 잔기침하거나 절정에 올라 내뱉는 소리 등 다양하게 나타난다. 그리고 청각이 예민한 여성들에게 본인의 성감대를 제대로 자극받았을 때 흘러나오는 것을 포함하여, 이처럼 다양한 소리들은 본인들을 더욱 흥분시키는 촉진제로 작용하게 되는 것이다. 거기다 남성의 흥분과 파워까지 높여주기도 한다.

여성의 신음에 비해 남성의 신음도 많이 듣는데 남성의 쾌감으로 나오는 소리 역시 그대로 두는 것이 좋다. 권태기에 접어든 부부들의 침실에는 아이들 때문에 신음을 참을 때가 많다고 한다. 그래도 적당한 시간과 장소를 골라서 마음껏 소리치면서 즐겨보는 것도 일상생활에 도움이 되는 것이다.

8. 특수 상황에서의 성생활

1. 자궁 수술 후 성생활

자궁 수술 후엔 일반적인 성생활에 지장을 받을 거라 생각한다. 자궁 호르몬의 분비가 되지 않기 때문에 빨리 늙거나 지속적인 호르몬의 보충이 필요하지 않겠는가? 하는 걱정을 한다.

하지만 이것은 잘못된 생각이다. 여성호르몬은 난소에서 만들어진다. 자궁 수술을 할 때 난소를 제거하지만 않는다면 수술을 받더라도 호르몬 분비에는 아무 문제가 없다. 단지 생리만 없어지는 것이다. 자궁 수술을 했다고 기력이 없어지거나 부부생활에 문제가 생기는 것은 아니다. 골반 속에 위치한 자궁을 제거하는 것이지 질을 제거하는 것이 아니기 때문이다. 성생활은 질로 하는 것이다. 즉 성생활 장애와는 아무런 상관이 없다.

2. 비만과 성생활

비만인 경우 남녀를 막론하고 성 기능 장애가 나타난다. 그러나 관련 연구 자료를 보면 남녀의 성욕에 뚜렷한 장애를 나타나긴 있지만 모두에게 나타나지는 않는다. 30명의 남성을 조사해본 결과 성욕 저하는 3명에 불과하고 여성의 경우도 비슷하다. 그러면 비만의 경우 성적 장애를 느끼는 것은 무엇인지 알아보자.

2-1. 성 기능 장애와 질병이다.

당뇨병 환자에게 성 기능 장애가 많다. 비만의 경우 정상인에 비해 여성은 성감 부족, 남성은 발기 부족 등으로 나타나는데 고혈압인 경우 혈압강하제가 성욕 결핍을 유발하게 되는 것이다. 이밖에 과다 체중은 관절의 퇴화를 가속시켜 거기에 맞는 자세를 선택해서 하므로 성욕의 발생에 지장을 준다.

2-2. 비만의 심리적인 것이 성생활에 장애를 주는 것이다.

외모에 자신이 없어지고 대인관계의 사교성에 문제가 있어서 자립능력을 상실하고 성생활에 장애를 주게 된다.

2-3. 비만은 성교 중에 불편을 가중시키는 것으로 알고 있다.

둔부에 지방이 과다하게 생겨서 음경이 음부에 닿을 수가 없고 자세대로 되지 않기 때문에 발기 저하로 올 수 있다. 배우자는 이로 인해 욕구 불만이나 성적 만족감이 떨어져서 성행위 후에 자신감을 잃게 된다. 이처럼 비만의 성생활은 직접적인 요인보다 간접적인 요인으로 나타나게 되므로 비만인 부부는 한쪽에서나 쌍방에서 상황을 잘 이해하고 적절한 치료가 필요하다.

2-4. 당뇨병과 성생활

당뇨병은 일종의 내분비 질환이지만 성생활과는 아무런 관련이 없다. 그러나 합병증으로 발기를 지배하는 신경에 염증을 일으키거나 동맥경화 증상으로 젊은 사람은 25%, 중년은 75%가 발기 부전을 일으키는 등 후유증이 나타날 수 있다. 병을 앓는 기간이나 사용하고 있는 인슐린의 양 등을 잘 관리해왔는가에 따라서 나타나게 되는 것이다.

한번 증상이 발현하게 되면 치료하여도 발기 장애가 회복되기 어렵다. 발기 장애 후유증은 망막 변화나 부정맥 같은 후유증과는 달리 일찍 나타나는 경우가 많고 어떤 경우에는 발기 부전 장애를 검사 하는 과정에서 당뇨병을 발견하기도 한다. 당뇨병은 완치할 수가 없고 다만 잘 관리하는 병으로 평생동안 엄격한 음식 관리가 필요하다

이에 따르는 생활은 정신적·육체적으로 지치게 하고 좌절감 등이 겹쳐 심리적인 요소만으로도 성욕을 떨어뜨리고 발기 장애를 일으키는 것이다. 다시 말해서 당뇨병 환자의 발기 부전은 신체적인 요인

이기도 하지만 심리적인 요인에서도 나타나기 때문에 어느 경우나 두 가지 요소가 겹쳐 증상이 악화된다.

따라서 이들을 치료하기 위해서는 정밀 검사를 거쳐 원인이 기질성인지 기능성인지를 구별해야 한다. 치료 방법은 우선 당뇨병 억제를 관리하면서 음경 해면체 안의 발기 유발체를 조사하거나 음경 보형물을 삽입하는 것으로, 치료 후에 정상적인 성생활이 가능하다.

발기 장애 외에도 또다른 장애가 나타날 수 있다. 이는 사정을 지배하는 교감신경의 염증으로 나타나는 것인데, 사정액이 요도 밖으로 나오지 못하고 거꾸로 방광 속으로 흘러들어 가는 역사정을 말하는 것이다. 사정에 따른 정상적인 고조는 느끼지만 소변검사를 통해 정자 개체수를 확인을 해보는 것이 좋다.

2-5. 심장질환과 성생활

항상 심장마비의 불안을 안고 있는 심장병 환자들은 삶에 대한 회의와 우울증에 시달리는 경우가 많다. 만성적인 증후에 동반하여 성욕이 감퇴되는 경우가 있다. 또한 심장에 부담을 주어서 위험할지 모른다는 막연한 공포감으로 성행위를 기피하는 경우가 많다.

성적으로 흥분을 하게 되면 호흡과 맥박이 빨라지고 혈압이 상승하며 피부는 홍조를 띠는데, 오르가즘에 이르게 되면 맥박은 1분에 90~145회로 평균 115에 이르고 혈압은 3~45mP까지 증가한다. 절정에 지나면 혈압과 맥박이 급격하게 떨어져서 15초 후에는 정상으로 돌아간다.

심장병 환자도 똑같은 반응을 한다. 이들이 성생활을 할 수 있는 것은 이미 약해진 기관이 생리적 현상을 얼마나 잘 버티느냐가 중요하다. 거의 정상적인 성생활이 가능한 것이다. 고정적인 식사와 운동을 병행하며, 처음에는 혈압을 고려하여 오르가즘을 목적으로 하지 말고 가벼운 접촉과 애무 등으로 사랑을 표현하는 것이 바람직하다. 그러다가 생리적인 욕구와 함께 성욕이 생기면 성행위를 한다. 가능하면 타인으로 하여금 구애받지 않고 자신의 침실에서 아침에 깨어나서 하는 것이 좋다. 식전이 좋고 식후는 반드시 2~3시간이 지나서 하는 것이 좋다.

매 행위 때마다 약을 복용할 수도 있다. 그러나 자신이 이전처럼 건강이 회복된 지 얼마 되지 않은 상태에서는 무리하지 않는 것이 좋다. 정상적인 부부관계에서 심장마비가 일어나는 경우는 극히 없다. 특히 과음, 과식 후에는 정사를 피해야 한다.

심장에 무리를 줄 때 가슴에 압박감이 느껴지거나 혹은 팔다리 등에 아픔을 느끼는 경우가 있다. 행위 도중 이런 증상을 느끼면 즉시 행위를 중지하고 약물을 복용하며 안정을 취하는 것이 좋다. 안정이 되면 다시 시도하는 것이 좋다. 다만 가슴부위에 통증이 지속적이거나 성기의 변화가 생기면 전문의와 상의하는 것이 좋다.

2-6. 장애인의 성

사람의 모든 질병은 성 기능과 직·간접적으로 밀접한 관계가 있고 사람마다 연령, 성별 등에 따라서 기능상의 차이가 많이 있다. 선천적인 정신박약이나 후천적인 장애인에게는 정상인보다도 많은 성적 지장이 초래될 수 있다.

정신박약자의 성에 대해 말하자면 정신박약자는 사회적, 심리적, 정신적 학습능력 및 자립능력이 없으므로, 성적 욕구가 없거나 성적 기능이 없다고 그릇 인식되어 있다. 심지어 장애자들은 사회적으로 위험하다고까지 여겨진다. 적지 않은 수의 일반인들은 이들이 사회적으로 격리되길 바라기까지 하니 슬픈 일이다.

사실 심한 정신박약 수준에 이르면 문제가 없다고는 할 수 없지만 이들은 개인별 차이가 있다는 것을 인식하지 않으면 안된다. 병적인 사람은 심한 공격을 하거나 저돌적이거나 폭력적일 수 있지만 일반인과 똑같은 행동을 하기도 하는 등, 성적인 욕망과 그에 따른 행동은 개인적인 차이가 있다. 따라서 장애가 있는 사람들은 특수 교육 기관에서 그들이 무절제하고 무책임한 성행위를 하지 않고 절제된 생활을 하도록 교육을 하는 것이다.

3. 척추 장애인의 성행위

선천적 또는 후천적인 척추 장애자들은 허리 마비 또는 운동 마비로 대표되는 하반신 마비의 경우를 말한다. 이때 심하면 대장과 방광 기능까지 상실하기도 한다.

남성의 경우 척추장애인이라 해도 성기에 대한 직접 자극을 통해 발기가 가능하다. 하지만 정상인처럼 간접적인 자극에 의해서는 발기 불능인 경우가 많다. 자발적 발기는 안 되고 직접적인 자극으로만 발기되며 사정 불능이나 불임인 경우가 많다. 혹 사정이 된다고 하더라도 오르가즘을 얻을 수가 없고 정액 역류 현상이 일어나서 정액이 방광으로 들어가 병이 유발되는 경우도 있다.

발기가 되어도 강도가 없는 때가 많고 오르가즘도 못 느껴지만, 성행위만으로도 자아의 기쁨을 느끼므로 이런 경우는 상대 여성이 남성의 음경을 잡고 질 속에 삽입하는 자세를 취할 수 있다. 이 방법은 노약자 등의 성 치료 방법 중의 하나이기도 하다. 여성 장애인은 남성 장애인과는 달라 오르가즘 상실이나 질 분비물 감소 현상은 발견되나, 정상적인 임신이 가능할 수도 있는 것으로 알려져 있다.

장애자들이 성적인 욕구를 갖는 것에 대해 심리학자들은 상대와의 친밀감과 자아도취를 이루고, 자아의식을 확인하는 행위라고 설명한다. 즉 일반인들과 크게 다를 것 없는 셈이다. 정상적인 성행위가 불가능한 경우 성기 외적인 행위, 구강성교, 깊은 키스나 애무 등을 통해서도 즐기는 것으로 알려져 있다.

4. 청각 장애인의 성

청각 장애인은 성에 대한 지식이 매우 부족하기 때문에 상대가 누구인지, 아름다운지, 옷을 입었는지는 물론 해부학적인 지식이 거의 없어서 사람과의 신체를 통한 친밀감이 어떤 것인지 알지 못한다. 그러나 그들이 육체적 성의 결함을 가진 것은 아니다. 다만 의사소통이 어렵고 성에 대한 지식이 결핍됨으로 성 기능의 장애가 초래되었을 뿐이다.

스스로에 대한 열등감이나 성에 대한 자신감의 결여로 인해 이차적인 성적 장애가 나타나기도 하는데, 그에 대한 치료 방법은 여러 가지가 있다. 그 중 몇 가지를 예로 들자면 이들을 위해서 선진국에서는 여체 모델을 이용해서 미와 해부학적인 교육을 하거나, 수화나 특수 비디오를 사용하여 장애인들을 성교육하는 것으로 알려져 있다.

5. 성기가 골절되느냐

병원에 출근하다 보면 발기 유발약을 처방받아가는 사람의 표정은 밝지 않다. 일찍부터 당뇨가 심하거나 하는 문제들로 인해 발기 약들이 듣지 않는가, 발기 유발약을 계속 주사하다가 약의 효과가 떨어져서 보형물을 삽입하기도 한다.

음경보형물이라는 것은 음경 내에 가는 풍선 모양의 실리콘 막대를 넣는 것이다. 안이 비어 있어서 생리식염수를 채워 넣으면 발기 시 왕성한 모양을 가지며 액체가 빠져나오면 원래의 상태로 돌아오는 것이다. 인공모양을 너무 자연스럽게 만들어서 전혀 수술을 했는지 모른다.

한 환자는 수술 전까지 발기 주사약을 사용하게 했더니 다시 신혼으로 돌아간 것 같아 좋아하며 어젯밤에는 해외 출장에서 돌아와서 간밤에 시간 가는 줄 몰랐다고 한다. 특징은 약 기운이 떨어질 때까지 발기가 계속 지속된다. 문제는 성관계 도중에 힘을 주는 순간 뿍 하는 소리가 났다는 것이다. 이후로 발기가 수그러들고 다시 시도하려고 했으나 되지 않고, 통증은 크게 없었지만 둔기로 맞은 듯한 얼얼한 느낌이 있었다고 한다.

'별일이 없고 어두워서 잘 보이지 않으니까'하는 생각으로 신경을 쓰지 않았던 모 환자. 아침에 성기를 만져 보니 물컹하여 깜짝 놀라 거울을 보니 성기가 퉁퉁 붓고 시커멓게 되어버렸다고 한다. 초음파 검사를 해보니 음경 골절이 된 것이었다.

아직도 남성의 음경 속에 뼈가 있냐고 묻는 여자들이 있다. 관계를 가질 때는 우람하게 크고 뼈라도 들어있는 것이 아닌가 하는 생각을 한다. 남성도 발기된 성기의 모습에 반해서 온갖 시도를 해본다. 방바닥이나 이부자리에 문질러 보기도 하고 무거운 물건을 들어 올려 보기도 하며, 심지어는 발기된 자신의 성기에 주전자를 걸어 놓고서 사진을 찍어서 가지고 다니는 사람도 있다.

발기된 음경은 막대기 모양을 하고 있으나 실제로는 혈관덩어리에 불과하다. 음경 속에는 부드러운 혈관덩어리가 있으며 단단한 맥박이라고 하는 주머니 형태를 이루는데 맥박 이외는 다른 보호 장치가 없는 것이다.

만일 무리하게 충격을 주면 맥박이라는 주머니가 파열하여 음경 내부를 싸고 있는 맥박이 파열되면 발기가 될 수가 없다. 이런 음경의 다친 모습이 막대기가 부러지거나 뼈를 뺀 것 같아서 음경 골절이라고 한다. 자위행위를 심하게 하거나 여성이 배 위에 올라가서 격렬한 성행위를 하다보면 잘 발생하는 것이다. 환부의 찢어진 막을 봉합하고 두면 완전히 치료되지만 당분간의 요양은 필수이니만큼 미리 주의하는 게 좋지 않을까. 무리한 성관계나 심한 자위행위는 피해야 한다.

9. 자위행위

　남자아이는 중학교를 들어갈 때쯤 자연스럽게 자위행위를 한다. 뚜렷하게 남자들이 오르가즘을 배우고 자위행위에 대한 죄의식을 느끼는 시기이지만, 요즘 아이들은 죄의식이 덜 할 수도 있다는 생각이 든다. 오십 년 전만 해도『자위에 대한 죄와 독』이라는 책이 발간되었다. 예전에는 자위를 비윤리적인 것으로 단정했는데 그것은 정액에 대한 신화적인 관점 때문이다.

　자위행위는 어떠한가? 남녀를 불문하고 쾌감을 얻기 위해 자신의 성을 자극하는 것을 자위행위라고 한다. 이성에게서 교제 제안을 받는 빈도에 비하여 신체는 훨씬 자주 펄펄 끓어오르기 때문이다. 자위행위는 그 시기에 넘치는 성욕을 발산할 수 있는 분출구다. 수단으로도 적당하고 정신건강에도 좋은 것이다. 어찌 보면 하나의 성활동이라 할 수 있다. 과거에는 사회 분위기에 눌려서 빚어진—소위 여성의 성에 대한 건전성만을 강조하는—정조 관념의 돌파구 역할을 해왔다.

　많은 청소년이 자위행위를 하고 난 후 찜찜함이나 허전함, 죄책감 등을 고민하면서도 행위를 자주 하는 경우가 있다. 그리고 이내 쾌감만 찾는 자신에게 부끄러워하면서 성격마저도 내성적으로 되기도 한다. 기존의 관점은 이처럼 신체적 발달과 함께 정신적 영향을 주면서 각자만의 가치관이나 종교관에 녹아들게 되는 것이다. 대표적인 예로 사춘기에 성이 더럽다거나 남에게 감추어야 할 비밀이 되기도 한다.

그러나 자위행위는 결코 더럽거나 추한 행위가 아니다. 사람들이 자신의 즐거움이나 행복을 추구하는 가장 원초적인 행위이자, 자기 자신을 사랑하고 소중하게 여기는 증거인 것이다. 성은 인간의 가장 기본적인 욕구이며 그 형태도 다양하다. 자위행위는 그중에서도 가장 손쉬운 방법이다. 청소년이 자연스럽게 성인이 되기 위해 자라나는 과정에서 성의 비중을 너무 높게 두고 이성 교제에만 신경 쓴다면 균형감각을 갖춘 성인으로 자랄 수가 없다.

성 심리학이나 성 생리학이 증명되지 않은 과거에는 자위행위가 육체적으로나 정서적으로 악영향을 끼친다고 생각했다. 이런 인식이 잘못된 것임을 아는 오늘날에도 자위행위에 대한 모든 불안감이 해소되지는 않고 있다.

자위행위는 어떤 성적 대상을 상상하면서 스스로 성적 만족을 주는 행위다. 이 행위는 대부분 남성의 음경이나 여성의 음핵을 자극하는 것이다. 지난 몇 십 년 동안 이러한 성에 대한 인식이 실로 다양해졌다. 성에 대한 신비스러움과 죄의식이 크게 완화되고 피임방법이 다양해지면서, 두려움이 줄어들고 물질적 풍요를 이루며 학생의 결혼도 가능한 시대가 되었기 때문에 자위행위에 대한 죄의식이 많이 줄어든 것이다.

자위행위가 해롭지 않다고 해서 불안감이 없어지는 것은 아니다.

자위행위를 통해 성욕을 해소했다고 하더라도 인간적인 교감이 결여된 혼자만의 성행위는 행위 당사자 자신도 결국 무의미하다고 생각하게 마련이기 때문이다. 의욕 수준이 높아지게 되면 자위행위에 대해 거의 거부감이 들어하지 않은 반면 의욕 수준이 낮은 사람은 자위행위에 대해서 상당한 거부감을 나타낸다.

이처럼 단점도 있지만 행복을 추구하며 자신을 사랑하는 증거인 자위행위가, 오랫동안 금기로 남아 있었던 것은 오로지 사회적인 이유에서다. 과학적인 이유는 전혀 없다. 여성이 결혼 후 성생활이 잘 안 되는 이유는 결혼 전에 대부분 성 경험이 없고 성에 대한 지식도 없을 뿐더러, 불안감과 공포감이 있어 남편의 요구를 거부하는 데서 오는 것이다. 그런 경우 자위행위는 비단 성에 대한 의식뿐만이 아니다. 성 지식에 대한 관심을 불러일으키는 효과도 있으며 성교에 대한 불안과 공포도 제거해주는 역할을 하는 것이다.

대부분의 사람은 자신이 선택한 사람과 성관계를 원해서 하지만 실제로는 사람을 성적 대상으로 이용할 수 없는 시기가 있다. 최소의 성교를 경험하지 못하는 미성년의 시기나, 상대의 질병 및 여행 등의 이유로 성교를 할 수 없는 이러한 기간에 자위행위를 하게 되는 것이다.

10. 중년기 성생활

　성생활에 문제가 있으면 생활이 위축되고 삶의 질도 떨어지게 된다. 부끄러워 말고 적극적인 치료를 해야 하는 것이다. 성행위는 인간이 동물과 차별되는 요소이다. 동물은 발정기가 되면 상대를 찾지만, 인간은 자연스럽게 조절할 수 있다는 것이다. 만족스러운 성생활은 정신건강을 위해서 필수적이므로 문제가 있다면 치료를 받아야 한다.
　동물은 발정기에만 성행위를 하지만 인간은 언제나 성행위를 즐기고 행위를 통해서 자신의 성적 정체성을 확인한다. 최근 강조되는 노년기의 성생활이 대표적이다. 피임법 개발은 단순한 종족보존 논리와는 무관한 인간의 형태를 단적으로 보여준다. 실제 여성의 경우 임신공포에서 벗어난 폐경 후에도 활발한 성생활을 전개해 성병 발생률을 증가할 정도이다. 참고로 성의 고조는 청춘기의 15~25세에서, 그리고 폐경 이후에 두 번째로 나타난다. 그리고 사정뿐만 아니라 전희·후희(後戱) 등의 성행위를 즐기려고 하고, 또 성행위를 하면서 서로의 얼굴을 보며 표정을 살피는 것 또한 동물과는 다른 인간의 성생활이다.

그러나 중년 부부의 30%는 성생활을 하지 않는 부성생활자이다. 연령별로 보았을 때 부성생활자 비율은 30대 이하 25%, 35~40세는 29%, 45~50세 이상은 32%, 50세 이상은 37% 이상으로 나타나, 중년 부부의 애정도가 대체적으로 위험하고 성생활과 애정지수가 비교적 낮을 거라 추측할 수 있다.

또한, 중년의 37%가 자녀교육, 부부 건강, 가정의 경제 상황 등의 가정문제와 생활의 각종 스트레스로 인해 성생활에도 큰 영향을 받는 것으로 나타났다. 사십 세 이상의 부부 중 단둘이 집에 있게 된다면 애정 표시를 한다는 사람은 46%에 불과했다. 24%는 때때로 애정 표현을 하고 나머지는 각자 자기 일만 하면서 교류를 하지 못한다는 통계적인 숫자가 나왔다. 부부의 애정 관계에 영향을 미치는 그 밖의 이유로, 47%는 동일한 사물에 대한 관점이 항상 일치하지 않는다는 점을, 27%가 가정의 생활 책임과 성생활 부조화 문제를 들었다.

그러한 부부에게 권장하는 건강수칙이자 화목의 길은 무엇일까. 첫 번째는 두말할 것 없이 규칙적인 성생활이다. 요즘같이 바쁜 생활 속에서 사랑은 항상 뒷전이지 싶다. 첫사랑의 감정이 식고 나면 일주일에 한 번도 빠듯하다. 그것도 잠자리에서 이루어지는 행사라 하루에 고단함을 짊어진 행사로 치르고는 한다. 어느덧 피하고 싶은 방어선이 되곤 한다.

이런 경우는 사랑의 시간을 서로 상의해서 정하는 것이 좋다. 처음은 어색하겠지만 과감히 터놓고 이야기하는 것이 좋다. 성에 대한 부부간의 대화는 많을수록 좋다. 준비된 사랑은 의외로 큰 기쁨을 줄 수 있다. 서로에 관한 시간은 언제라도 은은한 음악과 조명으로 분위기를 만들고 따뜻한 목욕으로 긴장을 풀면 성욕이 샘솟는다. 충분한 시간을 할애하는 것이 좋다. 가까워질수록 흥분하면서 쉽게 기대와 만족을 할 수 있는 것이다.

미리 정한 규칙적인 성교는 건강에도 좋다. 예로부터 스트레스와 불안감을 없애는 물질이 분비되고 몸을 강하게 만드는 것이다. 성장 호르몬도 강하게 분비되어서 근육을 강화하고 100 칼로리 이상을 소비시켜 축적된 지방을 분해하니, 이처럼 건강과 사랑을 얻기 위해서는 규칙적인 성교보다 더 좋은 것이 없다. 둘만의 단란한 분위기를 준비하자. 서로 충분한 대화로 날을 택하면 기다리는 기쁨도 적지 않다.

두 번째로 남성의 능력은 연령제한이 없는가? 여성은 갱년기가 되고 폐경을 맞이하면 배란이 되지 않으면서 성적 능력을 상실한다는 거다. 모두 익히 아는 사실이다. 그러면 남성의 성적능력은 어떤 제한을 받는 것인가?

성욕능력을 비추어 볼 때 재미있는 통계가 있다. 60세에서 65세 남성과 24~30세의 남성을 모아 놓고 각각 비교해 보았는데 고연령층 남성의 정자 밀도는 평균 1.2억 개나 되었지마는 청년은 도리어 0.78억 개라는 결과가 나왔다. 함부르크의 재림 교수가 발표한 연구에서도 같은 결과가 나왔다.

하지만 노인의 정액 밀도가 높으나 활동력은 낮아졌다. 기형적인 정자도 20%가량 된다는 것이 발견되었고, 정자의 대사가 수용하는 일부 농도부터 낮아졌기 때문에 대사 후에도 패물을 신생한다는 것이 발견되었다.

세 번째로 남성의 성 기능 노화는 어떻게 알 수 있는가? 전문가들은 생식기의 상태, 부부생활의 빈도, 전신성 질병을 먼저 체크한다. 다시 말하면 혈액을 채취하여 고혈압과 당뇨병 등이 있는지, 혹은 남성호르몬의 정도를 검사한다든지를 거치는 것으로 확인할 수 있다.

정자로만 따지자면 31세 정도까지가 전성기라고 할 수 있다. 남성은 젊은 시기부터 노년시기까지도 성생활을 할 수 있는 것이 사실이다. 그래서 남성의 성생활은 연령제한이 없다고 할 수 있지만, 남성이 나이가 들면 정액의 질이 젊었을 때보다 못하며 정자와 난자가 수정되어도 조기 유산을 할 수 있고 다음 세대에까지 영향을 줄 수 있다.

십대나 이십대는 관심이 없을지 모르지만 나이가 들면서 점점 언제까지 성생활을 할 수 있을지 궁금해지는 것이다. 말하자면 성교의 정년은 몇 살인가 하는 것이다. 여기에 고무적 의견을 보인 사람은 미국의 성과학자 알렉산더 박사이다. 그의 의견에 따르면 백 살까지도 가능하다고 하고, 정반응 검사로 유명한 마스터지 박사도 역시 팔십이 넘어도 성생활이 가능하다고 말한다.

일본의 산부인과 의사인 잇지야마 하지오가 70년대에 노인 400쌍을 대상으로 조사한 바에 의하면 75세까지 적어도 한 달에 한두 번은 성교를 하는 것으로 발표했다. 일본의 평균수명은 75세 전후이므로, 즉 사망 시까지 즐긴다는 것을 알 수 있다. 1984~5년대에 나온 통계에 따르면 40대 초반은 매달 6회, 40대 후반은 4에서 5회를 하고 있으며 60세도 한 달에 한두 번 정도 성교를 하고 있는 것으로 알려져 있다.

좀 야하게 표현을 하면 여자는 다리를 벌릴 수만 있다면 나이와 상관없이 성교가 가능하지만 남자는 발기라는 절대적 조건이 필요하다. 70대도 성교가 가능하다는 것은 충분한 발기력을 가지고 있다는 것이다. 요즘 인기를 끌고 있는 발기 부전 치료제와 도구의 도움도 무시할 수가 없다. 여자의 경우는 질 윤활제가 도움을 줄 수 있다.

이러한 잔재주를 부리지 않더라도 뇌혈관과 자율신경이 건강하다면 나이와 관계없이 언제나 현역을 간직할 수 있다고 비춰지고 있다. 이는 성교를 하는 것의 총사령탑은 하반신이 아니라 뇌임을 말하는 것이다. 성호르몬이 뇌에서 나오고 성욕도 뇌에서 느끼는 것이다. 남자를 발기시키고 여자의 깊은 곳에서 윤활유를 나오게 해서 임전태세를 갖추게 하는 것도 뇌인 것이다.

그러나 이는 뇌의 혈관 자율신경이 건강할 때 비로소 가능하다. 그러면 그렇지 못할 때도 성생활은 계속되어야 하는 것인가? 참으면 그 자체로 병이 된다. 특히 성욕은 본성이다. 맹자가 말했다. "성욕과 식욕은 본성이니라."

본성이라는 것은 원래 그렇게 하도록 만들어졌다는 것이다. 흔히 본능과 본성이면 짐승 같은 사람이라는 단어를 떠올리는데 그것과는 전혀 별개다. 기존 남성 위주의 사회가 만들어낸 고정관념과 터부, 그리고 이에 희생된 여성의 입장에서 볼 때 본능은 동물과 같은 것이고 피해야 할 것이라는 공식이 성립되는 것이다.

사실 성교보다 좋은 운동은 없다. 또한 혼자 사는 여성의 이미지는 깨끗하지만, 남성의 접촉이 없다는 것은 생각처럼 고결한 것은 아니다. 조물주가 애초에 쓰라고 만들어진 장기 중 하나가 쓰지 않아서 질병이 오는 경우도 많은 것이다. 질환을 관장하는 기관과 연관되어, 결국 쓰지 않으면 퇴화하게 된다.

평소 운동을 하더라도 그렇다. 전희를 거쳐 성오르가즘에 오르는 동안 여러 작용이 나타나는데, 호흡이 가빠지고 몸 구석구석 혈관이 확장되어 혈액 순환이 빨라지는 운동 중에는 이만한 류가 없는 것이다. 또한 성교만큼 전신을 움직이는 운동은 없다. 신진대사가 촉진되면서 몸 안에 불필요한 노폐물이 배설되는 셈이다. 더불어 하복부에 혈액순환을 돕기 때문에 정기적으로 성생활을 하는 사람이 더 건강해지는 것이다.

정기적으로 성교를 하는 여성은 그렇지 않은 여성에 비해서 자궁과 관련된 질환에 걸리지 않는다는 통계가 나와 있다. 결혼한 여성 중에 자궁근종에 걸린 여성은 주기적으로 성교를 시도해보는 것이 좋다. 이것으로 끝일까. 성생활의 장점은 그 외에도 무수히 많다.

정기적인 성생활을 하면 월경주기가 잡히고 에스트로겐이라는 여성호르몬이 분비가 되기 때문에 피부가 한결 좋아진다. 에스트로겐은 뼈를 튼튼하게 하기도 한다. 갱년기 이후의 여성에게 질병이 많이 생기는 것도 폐경과 동시에 에스트로겐의 분비가 적어지기 때문이다. 따라서 성생활은 골다공증까지도 예방해주는 것이다.

뭐니 뭐니 해도 성생활이 선사하는 선물은 누군가를 사랑하고 있다는 속에서 우러나오는 자신감이고 그 활력이 일상생활에 어느 정도의 도움이 되는지는 굳이 말할 필요도 없다.

성교는 남녀의 육체가 어우러져 진정한 기쁨을 발견하는 것이다. 나는 성 지상주의자도 아니고 도덕주의자도 아니다. 건강하게 잘 살자. 저자가 하고 싶은 말은 이것뿐이다. 그리고 건강을 유지하는 비결의 하나는 건강한 성생활임을 믿어 의심치 않는다.

남성과 여성의 육체가 어우러져 기쁨을 느낄 때 남성은 여성으로 인해 정열을 느낄 수 있고 여성은 남성으로 인해서 정기를 얻는다. 정이라는 말이 결코 피상적인 것이 아니라는 것을 알아두기 바란다. 앞으로 계속 언급하겠지만 정은 우리 몸을 구성하는 물질 중에서 가장 순도가 높은 물질이다. 복부 호흡을 해서 얻어진 기운이 물질 중에서 가장 순도가 높은 것이다. 음식을 먹고 호흡을 해서 얻어진 기운이 몸 속에서 피가 되고 살이 되어서 몸을 움직이는 가장 깨끗한 정이 된다.

그것을 주고받으니 서로 건강해지는 것은 더 말할 필요가 없다. 성생활의 영역은 건강한 삶의 영역인 것이다. 여러분은 저자가 하는 말을 잘못 해석해서 '독신자들이여, 문란하게 살아라'하는 것으로 받아들이지 말기를 바란다. 무분별한 성생활로 인생을 낭비하지 말기를 바란다.

아이를 둘 정도 낳은 여러분, 이혼한 여러분, 어느 날 갑자기 성욕을 느끼는 자신에 혐오감이나 수치심을 갖는 여러분. 성욕은 인간의 본성이다. 결혼을 했든 하지 않았든 그리고 직업이 무엇이든 간에 인간에게 성욕이란 자연스러운 것이다. 그 감정을 자제하려고 하다가 그만 녹슬고 말아 조금씩 몸 안에 이상이 올 수도 있다는 것을 알아야 한다. 정신적인 스트레스뿐만 아니라 하복부의 혈액순환 장애로 병이 올 수도 있다는 것을 알아야 한다. 기혼이든 미혼이든 성생활은 해야 한다.

그런 의미에서 사실 노인의 성은 사회적 편견 속에서 갇혀 있다고 해도 과언이 아니다. 성과 사랑을 솔직하게 표현하지 못하고 가족과 주변의 눈치를 보아야 하며, 만약 그 선을 넘을 경우엔 점잖지 못한 어르신이라며 무시당하는 것이 사실이다.

육체·정신·건강에 이르기까지, 노년의 성은 자식과 형제, 친구와도 나눌 수 없는 답답한 생각들을 심도 있는 이야기로서 나눌 수 있고 우울증에도 아주 효과적이다. 그로 인한 활력소는 마음의 영양소처럼, 그리고 체력을 유지하는 영양분처럼 필요한 것이다.

최근에 65세 이상 고연령층은 다섯 명 중 한 명꼴로 한 달에 한두 번 성생활을 누리고 있는 것으로 보고되고 있다. 노년기 자체가 신체적으로 많은 문제가 되는 것임에도 불구하고 젊은이들처럼 대단한 성적 욕구가 있음을 알 수 있다. 갱년기 이후에 남성과 여성은 모두 생리적으로 변화가 나타난다. 젊었을 때와는 확연히 다르지만 그것은 신체상의 변화일 뿐이고 충분히 극복 가능한 문제이기에 주위에서도 있는 그대로 인정하고 도와주어야 하는 것이다.

심장마비를 일으킨다는 것은 속설일 뿐이다. 그럼에도 노인들이 노인들 스스로 부정적인 속설을 간직하고 있는 이유가 사회의 틈 속에 갇혀있기 때문이기도 하지만, 심장마비나 기타 질병으로 건강에 좋지 않다는 속설 때문이다. 행위로 인해서 심장이 급격히 악화하거나 고혈압과 뇌혈관 질환으로 성 기능에 이상이 발생하는 경우는 많지 않다.

오히려 규칙적인 성생활을 하는 남성 노인의 경우 고환, 음경 등의 위축을 방지하여 전립선을 예방하며 여성 노인은 골다공증에 예방이 됨을 알기 바란다. 의학의 발달로 성 기능을 유지하고 정상화시킬 수 있는 약과 주사제가 보편화되어 있으며 보형물 삽입술 등의 다양한 방법이 있어 건강한 노인의 나이 탓만 할 수는 없다는 것이다.

성생활은 몇 살까지 가능한가. 80세 먹은 남성 노인의 34%는 놀랍게도 아직도 성생활을 하고 있고 심지어 그중 13%는 한 달에 1~2회 성생활을 하고 있는 것으로 비춰지고 있다. 그러니까 앞 장에서도 언급했듯이, 말 그대로 죽을 때까지 할 수 있다는 것이다.

중년은 성적으로 가장 완숙한 시기이다. 중년의 남성 중에서 이러한 변화를 정상적인 것으로 이해하지 못하고 실망하는 사람이 적지 않으며, 이들은 자신의 성생활이 끝났다며 부담을 느끼고 회피하게 된다. 반면 이러한 변화가 정상이라는 사실을 받아들이고 이해할 수 있는 사람은, 그것을 통해 더 여유롭고 만족스러운 성생활을 할 수 있는 것이다.

하나의 예를 들자면 젊었을 때 조급증으로 고민했던 남성은 사정의 긴장감이 적어져서 보다 긴 시간의 성교가 가능해진다. 나이가 들수록 성이 더 좋아지고 긍정적으로 받아들여지는 것은 이유가 있다. 신혼살림하랴 아이 키우랴 시간상으로 제한적인 때에서도 어느 정도 벗어나게 되면서 성을 맞이할 수 있는 시간과 여유도 생겨난다. 그러므로 노부모야말로 인생에서 성적으로 가장 완숙된 시절을 맞이한다고 볼 수 있다.

즐거운 성생활은 부부의 의지와도 관계가 있다. 노화가 신체적인 변화를 주어 실제로 성생활을 할 수 없을 만치 많은 영향을 줄 정도에 이르렀다면, 여러 가지 보조적인 방법으로 도움을 받을 수 있다. 여성의 경우는 호르몬 요법으로 도움을 받을 수 있으며 남성의 경우는 발기에 문제를 일으키는 당뇨, 고혈압, 고지혈과 같이 기질적인 장애가 있는 경우 약물, 보조기구 등으로 해결할 수 있다.

최근에는 남성도 여성과 같이 갱년기를 해결하기 위하여 호르몬 보충요법을 시행하고 있다. 하지만 성에 관한 문제는 대체로 배우자끼리 서로 따뜻하고 친밀하게 지내지 못하는 경우로 생기는 것이다. 어느 한쪽에서든 성에 대해서 부담을 느껴서 상호존경과 애정을 표현하지 못한다면 긴밀하고 가까운 관계가 성립할 수 없는 것이다. 중·노년기에 낙관적인 성생활을 위해서 성에 대해서 노력하고 계획하는 것은 무엇보다도 좋은 일이고, 이는 전적으로 부부 공동의 의지에 달려 있음을 알아야 한다.

만족한 부부생활은 어떤 것인가? 가정생활이 원만해야 한다. 가정이라는 것은 사회의 기본적인 단위이자 두 사람 사이의 모든 것이기도 하다. 그것은 결혼으로부터 시작하여 가족을 이루는 것으로 완성된다. 어느 사회에서든지 가족은 사랑과 교류의 완성 기능 때문에 중요한 것이다.

이러한 가정의 기능은 경제적인 협력, 성적 관계, 자녀 출산, 자녀의 사회화라고 할 수 있다. 다시 말하면 부부가 협력하여 경제적으로 도와가면서 노동을 해야 한다. 그리고 그보다 더 근본적이면서도 더 중요한 것은 부부의 사랑이기에, 서로 애정을 나누고 원만한 성적 관계를 나누어 즐기며 자녀를 출산하고 나아가서 그 일가친척과도 사랑을 나누어야 하는 것이다.

그다음으로는 자녀를 애정과 정성으로 키워 사회의 한 구성원으로 키워 진출시키는 역할이다. 이런 각자의 기능과 역할에 차질이 올 때는 불화가 생기고 이혼까지 하는 것이기 때문에, 가정의 구성원은 각자의 책임과 의무를 공동책임으로 져야 하는 것이다.

더 나아가서는 각자의 성생활에 대한 권리와 자유이다. 물론 여기에 사회적인 책임이 뒤따른다는 것은 잊어서는 안 된다. 방종으로 인해 성의 풍습도가 바뀌고 성 윤리와 사회적 혼란이 오기 마련이다.

일부 사회학자는 결혼의 의미에 대해 다음과 같이 말한다. 사랑하는 남녀가 성적 욕구를 합법적으로 하기 위해 결합하는 것이라고. 또한, 인간은 혼자 살 수 없고 동물처럼 성적 욕구를 지속적으로 충족시켜야 하기에 사회적으로 용인되는 것이라고.

이 말은 좀 과장되어 보이지만 한 가정의 구성원의 책임과 역할을 냉정하고도 정확하게 표현한 말이다. 또한 이러한 정의를 통해 부부간의 제 일 가치와 비중이 성에 귀착함을 알 수 있으며, 또한 이는 매우 합당한 것임을 알 수 있다.

만족스러운 부부생활은 첫째 편안함과 둘째 성적 매력, 이 두 가지 요소가 포인트다. 고정관념을 떠나 원만하고 창조적으로 유지되어야 한다. 이 두 가지가 부조화로 이루어질 때 부부생활은 외적으로는 원만하지만, 내적으로는 불만에서 파경까지 이르게 되는 것이다.

11. 남편의 정력을 높이 세우는 방법

1. 자주 사용하여 강해진다.

　남성 사이에 오해하고 있는 믿음 중에 하나가 정액량이 한정되어 있기 때문에 음경에 소변 보는 것 외의 기능이 없어진다는 것이다. 이는 의학적으로 전혀 근거가 없는 것이다. 남자의 성기는 나이와 상관없이 쓰면 쓸수록 강해진다고 해도 과언이 아니다. 적절하게만 한다면 도리어 성호르몬의 분비물이 촉진되어서 부부가 젊은 육체를 유지할 수 있는 것이다. 성적능력을 지배하고 있는 것은 뇌의 시상하부인데 이 작용은 성교를 함으로써 활발하게 활동한다.

2. 취침 전에 반드시 찬물로 샤워를 하는 것이 좋다.

　냉수욕은 남성의 정력 증강에 효과적이다. 남성의 고환을 차게 해주면 남성호르몬이 분비되는 것이다. 과거로부터 냉수욕은 회춘 효과가 있는 것으로 알려져 있고 남성의 고환을 차게 해주는 목욕법이 유행한 적도 있다. 원래 남성의 신체는 기온에 따라서 냉각을 조정할 수 있는 구조로 되어 있기 때문에, 체온보다 3도 정도 낮게 해주면 이 온도로 인해서 남성호르몬의 분비가 정상적으로 유지된다는 것을 알아야 한다.

더불어 냉수욕은 혈액순환을 도와주고 체내에 백혈구를 도와주므로 만성피로에도 좋다. 그렇지만 협심증이나 고혈압 동맥경화 환자는 혈관의 수축으로 혈압상승을 가져올 수 있으므로 냉수욕을 피하는 게 좋다.

3. 몸에 꽉 끼는 삼각팬티 착용을 피해야 한다.

몸에는 꽉 끼는 속옷보다 약간 헐거운 속옷이 남성의 정력에 도움이 된다. 몸에 꽉 끼는 삼각팬티는 고환을 완전히 감싸기 때문에 통풍이 잘 안 되고 온도조절도 안 되어서 정력에 영향을 준다는 것을 기억해야 한다.

좋은 방법은 속옷을 벗고 자는 것이다. 온종일 옷 속에 감추어진 성기가 편안히 혈액순환이 잘되고, 이불에 스치면서 가벼운 자극을 받아 성적흥분을 유발할 수 있기 때문이다. 고환의 냉각에도 중요하다. 따뜻하면 저하되고 차가우면 한증되는 속성이 있지만, 속옷을 벗고 자면 온도조절에도 한층 더 효과적이고 통풍에도 좋아 정력을 높일 수 있는 것이다.

4. 자전거를 자주 타면 좋다.

여성과 달리 남성의 경우 자전거를 자주 타게 되면 음경과 회음부에 자극을 주기 때문에 좋다. 회음부라는 것은 항문과 성기의 중간에 있는 혈기인데 이 회음부에는 전립선과 대뇌를 이어주는 신경이 있다. 따라서 생식기에 큰 영향을 주는 기관으로써 작동하기 때문에 자전거를 가끔 타서 자극을 주면 아주 좋다. 자전거를 통해서 회음부 마사지를 하면 발기력을 높이고 전립선에도 작용하여 정력 증가에 상당히 좋은 것이다.

성교를 하는 도중에 이것을 효과적으로 유용하여, 발기가 불충분하거나 성교를 해도 좀처럼 사정이 되지 않는 사람은 회음부를 마사지하는 것도 좋다. 이때 또한 부인이 남편의 회음부를 마사지하면 좋다.

5. 부드러운 손길로 마사지를 해주는 것이다.

정력을 강화하기 위해서는 음경을 손으로 마사지하는 것도 하나의 방법이다. 고환은 가끔 마사지를 해주면 그 기능이 강해진다. 마사지는 보통 하루에 한 번씩 습관적으로 해주는 것이다. 그 방법은 음낭 위에 손가락으로 가볍게 문지른다. 그러나 아무리 효과가 있다고 하더라도 강한 자극을 주는 것은 위험하다. 오히려 고환이 충혈되어서 기능이 떨어지기 때문이다.

6. 둘째 손가락 끝을 자극하는 방법이다.

둘째 손가락을 자극해주면 정력 향상에 도움을 주는 것이다. 둘째 손가락에는 상향이라는 경혈이 있기 때문에 혈액순환을 좋게 하는데, 이러한 혈액순환이 원활하지 못하면 여러 가지 증상을 일으킬 수 있다. 이 방법은 손가락을 자극하면 되기 때문에 장소를 가릴 필요도 없다. 다른 일과 함께 할 수도, 심지어 업무 도중에도 할 수 있는 방법인 것이다. 아침저녁 출퇴근하면서 손잡이를 둘째 손가락만으로 쥐거나 좌우의 손으로 깍지를 끼고 잡아당기는 것만으로도 충분한 효과가 있다.

7. 발바닥을 가볍게 주물러주는 방법이 있다.

발바닥은 혈관이 밀접하여 있지만, 심장에서 멀리 떨어져 있어서 혈액순환이 잘 되지 않는다. 혈을 풀어주기 위해서는 발바닥을 주물러준다. 발바닥은 자율신경이 집중되어 있기 때문에 이것을 자극함으로 뇌에 전달되어서 성적 능력을 향상시킨다. 발바닥 가운데 용천이라는 곳을 지압하면 심장의 기능이 강화되어 정력이 향상된다.

8. 배꼽 주위를 문질러준다.

시계 반대 방향으로 아랫배를 풀어주면서 손바닥으로 위로 올라가면서 마사지해주는 방법이다. 장의 기능을 도와주고 임파순환을 원활하게 하며 복근의 긴장을 풀어 줄뿐더러 성 기능 회복에도 아주 효과가 뛰어나다.

9. 허리 마사지를 한다.

척추를 자극하는 허리 마사지를 하는 것은 남성의 활력을 높이는 데 좋다. 이 마사지는 근육을 자극하여 발기 반사를 좋게 하고 대뇌의 긴장을 풀어주며 고환의 기능을 활발하게 해주는 것이다. 먼저, 엎드리게 하고 허리 주위를 엄지손가락으로 눌러준다. 혹은 주먹을 쥐어서 눌러주고 두 손바닥을 모아서 S 모양으로 만들어 마사지해주면 좋다.

10. 정력 강화 체조

정력을 강화시키는 성호르몬 분비를 왕성하게 하는 것은 다음과 같은 체조를 통해서도 할 수 있다. 발뒤꿈치를 들고 앉은 자세로 허리와 무릎이 일직선이 되게 하고 두 손을 올린다. 골반을 둘러싸고 있는 근육의 긴장을 이완시키고 내장의 기능을 왕성하게 하는 방법으로 당연히 자연적으로 정력도 왕성하게 되는 것이다. 손뼉을 치는 것으로 뇌세포를 자극하여 성적능력을 강화해줄 수도 있다. 이는 손가락 끝에 있는 대장 경혈 때문이다.

11. 부부가 규칙적으로 운동을 하는 것이다.

운동이 성 기능과 무슨 상관관계냐 하지만 성 장애를 치료할 수 있는 최고의 방법은 운동이다. 운동을 하면 스트레스가 해소되고 성적 자극 호르몬이 증가하여 성 기능이 향상된다. 또한 체내에 불필요한 지방을 제거하기에 성인병 예방에도 매우 좋은 것이다.

그중에서도 심폐기능을 좋게 하는 운동은 더욱 좋다. 요컨대 테니스·농구·축구는 하체를 단련해주며 혈액순환도 촉진하여 효과가 크다. 이밖에 회음부 근육을 강화시키는 태권도·수영·체조·골프·등산도 추천할 만하다.

12. 정력에 가장 좋은 음식

우리가 먹는 음식 가운데는 제때 먹는 세 끼 식사가 좋다. 정력을 좋게 하는 강장제는 이루 헤아릴 수 없을 정도로 많다. 그러나 어떤 강장제는 좋다고 복용하면 오히려 정력 감퇴를 가져오고 심각한 부작용을 유발하므로 주의가 필요하다. 가장 좋은 것은 끼니를 거르지 않고 영양을 섭취하는 것이다. 단백질과 무기질과 각종 비타민을 고루 보충하기 위해서는 동물성 식품과 식물성 식품 어느 것도 가리지 말고 먹는 것이 좋다.

13. 항문 조이기

치골과 꼬리뼈 사이에 있는 회음부에는 성 신경과 함께 성행위에 관계되는 근육이 존재한다. 그중 대표적인 것이 좌골해면체 근육과 망울 해면체이다. 좌골해면체는 음경해면체를 감싸는 근육이 굳어서 이 근육이 수축하면 해면체 내의 혈압보다 압력이 높게 올라가 발기가 된다.

요도를 감싸고 있는 근육은 사정을 하거나 소변을 볼 때에 짜내는 역할을 한다. 이 근육을 잘 발달시키면 발기하는 데 아주 좋은 것이다. 근육을 단련시키기 위해서는 골반 강화를 꾸준히 하는 게 효과적이다. 숨을 크게 들이마시면서 1분간 항문을 조인다. 그 후 1분간 숨을 크게 내쉬면서 항문 근육을 풀어준다. 이것을 10분간 매일 계속하면 발기력과 팽창력이 높아진다.

14. 담배는 정력의 적이다.

지나친 흡연은 남성의 정력을 현저히 떨어뜨린다. 담배를 피우면 혈액 속의 니코틴으로 인해 생식 신경이나 고환의 생산기능이 조금씩 저해된다. 하루에 두 갑 이상 담배를 피우는 남성은 삼십 세가 지나면 80%가 발기 능력이 떨어지는 것으로 나타났으며, 또한 한 갑 반을 피우는 남성은 반수 이상이 조루 증상을 보이거나 성 기능 장애를 일으켰다. 정력을 방해하는 담배, 금연을 하는 방법이 가장 좋다. 이것이 여의치 않을 경우에는 흡연량이라도 줄여야 한다.

15. 충분한 수면을 취해야 한다.

기력을 회복시켜서 남성력을 강화하는 것은 수면이다. 수면을 제대로 취하면 회복력이 아주 빠르다. 그러나 현대생활에서 매일 8시간씩 잠을 잔다는 것은 쉬운 일이 아니다. 이런 경우에는 10~20분이라도 좋으니 몸을 눕힌 상태에서 낮잠을 자는 것이 좋다. 오침을 취하는 것으로도 긴장이 해소되어 의외의 변화를 볼 수 있다. 몸을 옆으로 하고 눕는 것만으로도 고환의 울혈을 해소시킬 수 있다. 이유는 신장의 위치가 낮아지므로 혈액이 고환으로 들어오기 쉽기 때문이다. 낮잠은 정신적, 육체적으로 고환의 회복에 도움을 준다.

16. 좋은 의자는 정력을 떨어뜨린다.

부드러운 의자에 장시간 앉아 있으면 고환 근육이 약해지고 정력이 떨어진다. 하복부에 둔한 통증을 느끼게 되는데 그 원인은 울혈 때문이다. 푹신한 의자가 울혈을 유발시킨다는 것을 기억해야 한다. 오랜 시간 동안 좋은 의자에 앉아 있으면 엉덩이 주위가 둘러싸이면서 고환을 압박하게 되고 온도 조절이 어려워진다. 엉덩이가 압박당하기 때문인데, 아무리 푹신하고 편한 의자라도 도리어 편할수록 고환의 울혈이 생기는 것이다. 고환에 악영향을 미치고 나른한 피로는 덤으로 따라오므로 의자는 단단한 것을 고르는 것이 좋다.

17. 비타민을 충분히 복용한다.

비타민 C와 E는 남성 성 기능에 아주 좋다. 비타민 C는 피로회복과 관계가 있는 부신피질호르몬과 밀접한 관계가 있다. 이것을 섭취할 경우는 생식기능도 강화되고 질병이나 저항력을 높여준다. 또한, 비타민 E는 혈액 속의 콜레스테롤을 감소시켜서 신체 내의 혈액순환을 좋게 하므로 고환의 울혈을 감소시킬 수 있다.

18. 여름에 더울 때 몸을 많이 움직여야 한다.

냉방병의 발병이유는 찬 바람과 찬 음식만을 찾기 때문이다. 더울 때는 적당히 더위를 즐기며 땀을 흘려야 하는데, 일하거나 쉬는 환경에서 에어컨 바람을 지속적으로 쐬다 보면 온도조절중추 이상으로 병이 생긴다.

냉방병에 걸리면 목과 코가 시큰거리고 열이 나면서 목덜미가 뻣뻣해지며 허리와 팔다리가 쑤시기까지 한다. 그리고 몸이 나른하고 기운이 없어 소화 장애까지 많이 나타나 생활에 지장을 주는 것이다. 실내의 온도 차가 크지 않게 하고 찬바람이 직접 닿지 않도록 얇은 옷이라도 걸치며 몸을 자주 움직여주는 것이 좋다.

19. 보양식

원기를 회복한다. 삼계탕은 속을 데우고 원기를 회복하는 데에 도움이 된다. 기본적으로 더위와 피로를 해소하며, 자연의 보양강장제인 대추, 그리고 비장·위장을 따뜻하게 해주는 마늘과 찹쌀이 들어 있어 몸에 좋은 약재를 먹는 거나 마찬가지이다. 또한 황기를 넣으면 땀이 많이 날 때 도움이 된다.

그리고 추어탕은 신장에 양기를 보충해서 정력 감퇴에 효과가 있다. 더불어 위장의 소화를 돕고 설사를 멈춘다. 간장 질환과 숙취에도 효과가 있으며 특히 뱀장어는 기력제와 보신용으로 특히 수척하고 허약한 사람에게 아주 좋다.

20. 체조

정력 강화라 해서 음경 자체의 물리적 운동을 말하는 것이 아니라, 음경의 기능을 돕는 근육을 강화시켜서 간접적인 효과를 기대하는 것이 정력 강화 체조이다. 성행위에 사용되는 근육을 강화시켜 자신은 물론 상대 여성을 함께 만족시킬 수 있는 방법인데 사정 근육이라고 하는 신체 부위나 골반 근육을 강화시키면 사정의 시간을 마음대로 조정하거나 극치까지 오르가즘을 상승시키는 데 도움이 된다.

또한 먼저 팔뚝과 가슴근육을 발달시키기 위해서는 팔뚝근육부터 기르는 것이다. 쪼그려 앉기, 무릎 굽히기 등을 함으로 성행위에 사용되는 근육과 뼈를 강화시킬 수도 있다.

두 번째 골반근육을 강화시키는 체조이다. 마룻바닥에 똑바로 눕는다. 수건은 잘 말아서 직경이 10cm 정도 되게 하여 목 밑에 끼운다. 그리고 무릎 아래에 두꺼운 베개를 끼워서 등이 바닥에 닿게 한다. 힘을 모아 치골을 가슴으로 끌어당기며, 복부와 허리쪽을 들어서는 안 된다.

1초 동안 긴장을 해서 모으는 이 방법을 반복한 후 목과 입의 긴장을 풀고 치골을 당기면서 숨을 내쉬며 긴장을 푸는 동안 몸을 움츠린다. 이 운동은 짧고 활발하게 해야 한다. 2~3분 동안 하는데 이에 능숙해지고 나면 하루에 10회 정도 실행한다. 단 허리가 좋지 않은 사람은 실행하지 않는다.

　다음으로 여성의 성 기능을 강화시키는 체조를 살펴보자. 아이를 낳으면 질 근육이 느슨해진다. 질 근육이 느슨해지는 것은 확연히 출산빈도와 관계가 있어서 질의 탄력이 떨어지면 흔히 회음부를 수술할 생각을 하는데, 실제로 수술을 받고자 하는 여성의 질 내 압력을 측정하면 정상인 경우가 많다. 내압이 낮은 여성은 많지 않으므로 대부분의 여성은 수술보다 운동이 더 효과적이다.

　1950년대 에세겔이 요실금 치료를 목적으로 개발한 방법으로, 엘렌 카플린은 이 운동이 여성의 성감을 증강하는 데 탁월한 효과가 있다고 발표했다. 소변을 누는 근육을 3초간 수축, 다시 3초간 이완을 하고 하루에 100회 정도로 한 달간 지속하면 상당한 효과가 있다. 또한 소변을 한 번에 보지 말고 세 차례에 나누어서 보면 효과적인데 기초적인 생리작용을 거치면서도 근육을 3초간 수축·이완할 수 있는 것이다.

　그리고 사람의 젊음을 찾는 데는 활발한 호르몬 분비가 가장 효과적이다. 그러기 위해서는 또 하나, 성대의 목운동이 효과가 있다. 사람은 피곤하면 자신도 모르게 목 운동을 한다. 거기서 조금만 더 신경을 쓰면 효과가 배가되는 것이다. 목을 앞으로 굽힐 때는 왼쪽 관자놀이를 오른쪽으로, 오른쪽 관자놀이는 반대로 해서 운동을 한다.

　다음은 성교 강화 운동이다. 남성의 전립선 강화 마사지에서 언급한 바와 같이 고환 밑에는 회음이라고 하는 기관이 있다. 많은 여성이 알고 있는 남성의 키포인트이다. 위치는 정확히 고환과 항문 사이의 털이 없는 부분. 이 부분을 바깥쪽에서부터 마사지할 수도 있고 안쪽으로 마사지할 수도 있다. 어떤 자세를 취하고 있든 간에 같은 부위를 마사지하는 것이다. 대부분의 남성이 바깥쪽으로 하는 마사지는 받아보았지만 안쪽으로 하는 것은 아주 낯선 경험이다.

　　전립선 부위에 마사지를 하면 세 가지 작용이 일어나며 강화되는 양상을 보인다. 요도의 수축과 고동, 전립선의 수축, PC근육의 수축, 이러한 작용이 키포인트 마사지라면 밖과 안을 가릴 것 없이 나타나서 성교와 절정을 돕게 된다.

21. 키포인트 마사지법

　　전립선을 바깥쪽에서 마사지하기 좋은 자세는 남성은 등을 대고 눕고 여성은 남성의 허리 사이에 들어가는 것이다. 침대에 누워도 되고 의자에 앉아도 된다. 외음부를 대고 다른 부위를 만질 때 중요한 것은 무릎을 굽히는 자세가 좋지만, 고환에 들어 있는 음낭을 가볍게 움직이면서 그 밑에 회음까지 닿을 수 있어야 한다. 당연히 손톱이 짧아야 한다. 그리고 이 때 윤활제를 바르는 것이 좋다.

　　만약 준비를 마쳤다면 마사지를 따라 해보자. 방법은 의외로 단순하다. 엄지손가락이나 부드러운 살 부분을 이용하여 회음부 부위에 원을 그리거나 1cm 정도의 직선으로 그리면서 애무를 한다.

　　질의 마술인 PC근육 단련법이 있는데 종종 질 근육인 PC근육을 단련하는 방법을 질문으로 많이 받게 된다. 현재 여러분의 질 근육이 얼마나 강한지 알아보자. 손가락 두 개를 질에 넣고 오줌 줄기를 멈출 때 하는 것처럼 손가락 주위에 힘을 주어본다. 손가락 주위가 얇고 가는 줄기처럼 느껴지면 연습이 필요하다. 아기를 낳은 후 그리고 아기를 낳지 않아도 나이가 들면 이 근육을 단련시킬 필요가 있는 것이다. 왜냐하면, 사랑의 근육이기 때문이다.

또한 적지 않은 남성은 사람마다 다른 여자의 질 쪼임에 대해 잘 알기도 하다. 켈리포니아의 사진작가는 이런 말을 했다. 질이 작은 여자의 몸에 들어가면 음경 길이만큼 질을 느낄 수 있다. 삽입 잠시 후면 질이 촉촉해지고 넓어지며, 어떤 여자는 삽입 이후 압력이 하나도 없는데 그때만큼은 조이듯이 둥글게 들어가는 것 같다. 그런 여자들은 잠깐 좁을 뿐이다.

PC근육을 강화하려면 어떻게 할까? 가장 좋은 방법은 케겔운동. 질 주변의 근육을 수축·이완시키는 것이다. 몸의 다른 부위를 단련하듯이 하면 된다. 버스를 타거나 운전을 하거나 일상 생활 중에도 아무도 모르게 할 수 있다. 운동을 반복하면 얼마 지나지 않아 질 근육이 탄탄해짐을 느낀다. 남성의 성기가 여성의 질 속에 있으면서 음경이 두껍고 크게 느껴지면 성공한 것이다. 여성의 질이 좁다고 느껴지면 느껴질수록 서로의 만족감은 크다.

22. 질 근육수축운동을 어떻게 하면 좋을까?

바닥에 눕고 반드시 무릎을 굽힌다. 발바닥이 닿게 한다. 한 손은 바닥에 대고 다른 손은 배 위에 올려놓는다. 그리고 질과 항문 사이를 수축하고 몸을 들어 올린다. 그 근육으로 몸의 중심으로 향해 힘을 준다. 수축할 때는 숨을 들이마시고 이완할 때 숨을 내쉰다. 수축의 속도를 다르게 하면 근육이 더 강화되는 것이다.

12. 음주와 흡연은 성생활과 어떤 관계가 있는가?

술은 직장인과 현대인에게 뗄 수 없는 관계이다. 사람은 인간관계를 위해서 술을 애용하고 연인은 그들의 분위기를 고조시키기 위해서 술잔을 기울이기도 한다.

술은 분위기에 맞게 반 주 정도로 즐기면 혈액순환을 촉진시키고 신체적 긴장과 피로를 풀며, 마음이 편안해지고 성 기능을 향상시키기도 한다. 술을 마셨을 경우 알코올의 불안감소 효과가 개인의 심리억제를 벗어나 용기를 생기게 하기 때문이다. 알코올 자체가 뇌 중추신경을 흥분시키는 것은 아니라는 것이다.

성 의학자인 마스크서와 존슨에 따르면 사오십 대의 발기 장애는 마음으로부터 오는 경우가 많다. 또한 만성 알콜중독증은 혈중의 여성호르몬 수치를 상승시키고 남성호르몬 수치를 저하하여, 발기 장애는 물론 성상기능을 떨어뜨려 불임의 원인이 되고 성관계에 있어서 사정시간을 지연시키기도 한다.

물론 위에서 언급했듯 악영향만 있는 것은 아니다. 흔히 조루의 원인이 성감에 지나치게 예민하거나 긴장에 의한 것이라면, 알코올은 중추신경을 마비시켜 성감의 긴장을 풀어주는 데 도움을 주기도 하는 것이다.

그러나 알코올 음용은 본질적으로 성 능력을 감소시키는 결과를 초래한다. 알코올 성분을 분해하는 효소와 남성호르몬을 만드는 효소가 같은 성분을 지니기에, 과음 시에는 상대적으로 남성호르몬을 만들기가 어렵다는 것이다. 적당한 음주는 신체적 그리고 정신적으로 도움을 주지만 과음은 도리어 우리에게 큰 피해만을 주게 된다.

다음은 성과 흡연의 관계를 설명하겠다. 음경이 발기하면 음경 동맥이 크게 확장되면서 다량의 혈액이 몰려 들어가 결국에 혈액이 가득해야 한다. 그리고 이러한 발기가 계속 지속되려면 들어 있는 혈액이 바깥으로 빠져나가지 않도록 정맥이 수축되어야 한다.

그런데 니코틴은 다량의 혈액이 동맥으로 흘러가는 것을 방해하고 정맥의 수축도 방해하여 발기가 지속되기 어렵게 한다. 실험에 의하면 발기유발체를 음경의 해면체 안에 넣어 발기가 잘 되었던 12명에게 담배 두 갑을 피게 하고 이전과 같이 발기유발체를 주사하였더니, 발기가 모두 일어나기는 했으나 이 중 두 명은 지속이 어려웠다고 한다.

이처럼 성행위 이전의 흡연은 정상인의 발기도 방해할 수 있는 수준이다. 그러므로 음주, 흡연을 하면서 발기 부전이 나타난 경우 이러한 요소가 발기 부전의 결정적 원인이 될 수 있음을 기억해야 한다.

13. 황혼이혼이 신혼이혼보다 많은 이유는?

　　법원에 접수된 합의이혼 사례를 분석해본 결과 장년층과 노년층의 이혼이 신혼 직후보다 많은 것으로 조사되었다. 통계에 따르면 혼인기간이 따르는 분류항목에 볼 때에 결혼기간 26년이 가장 많다. 그 뒤로 11~15년이 뒤를 잇고 있다. 1~3년 미만은 가장 적은 통계수치가 나왔다. 오랜 시간 같이 산 부부의 이혼이 적을 것이라는 우리의 일반적인 통념과는 많이 다른 것이다.

　　특히 과거 이혼을 꺼리던 장·노년층부터 21세기 들어서는 이혼신청이 많이 늘어나는 추세이다. 물론 다시 재혼하는 경우도 늘어났지만, 재혼이란 자체가 이혼을 선행하는 것이니 당연할 수밖에 없을 것이다.

　　한편 이혼신청 사유를 묻는 이유는 성격 차이라는 대답이 37.9%로 많았다. 폭력성 알코올중독 16.2%, 경제 문제 12%, 성 문제 9.6%, 외도는 6.8%로 많아 부부간 잠자리의 취향이 달라서도 적지 않은 이혼 사유가 되는 것을 알 수 있다.

　　이상에서 확인할 수 있듯이 성관계가 남녀의 관계를 유지하는 데

비중이 적잖이 큰 것이다. 부부관계에 있어서 서로의 성격차이나 환경적 차이에서 서로의 간격이 상당히 벌어지는 경우가 종종 있지만 이를 제대로 심각하게 생각하지 않는다.

예로부터 이어지는 말싸움에서부터 발견할 수 있다. 부부 싸움에 있어서 여성의 말은 4가지 유형으로 나오는데 차례대로 살펴보면 다음과 같다.

돈이면 다냐. 이러한 표현을 이해하기 위해서, 부연하자면 일에는 밤일이 있고 낮일이 있다. 밤일이라는 것은 성행위를 말한다. 낮일은 일반적으로 직장 일을 하는 것이다. 한 마디로 돈을 벌어주는 일이다. 즉 아무리 돈을 많이 벌어다 주더라도 밤일이 잘되지 않았을 때 나오는 말이다.

밤일은 잘해주는데 낮일은 잘 못 해주는 부부의 말은 '네가 사람이냐?'라고 말한다. 성적쾌감과 경제적으로 뒷받침도 되지 않는 남편에게 아내가 하는 말은 '귀신은 뭐하냐. 저 인간 안 잡아가고!'라고 한다. 성적인 쾌감과 경제적인 것을 만족시키는 부부의 싸움에서 아내의 말은 '니 잘 났다, 니 잘 났어'라고 한다.

이런 내용을 들어 보았을 때도 부부간에 있어 성적 문제가 얼마나 큰 비중을 차지하고 있는지 알 수 있는 것이다. 종종 부부싸움을 보면 야단법석하게 살림을 부수며 살리네 마네 한다. 타인이 볼 때는 당장 내일 해가 밝기 무섭게 짐 싸서 나가고 이혼장 작성하러 갔을 거라 생각하고 있는데, 다음날 만나면 언제 그랬냐는 듯이 생글생글 웃는다. 이것은 성적인 영향이 큰 것이다.

14. 성 기능에 도움을 주는 방법

먼저 정력에 대한 맹신을 버려야 한다. 정력이란 말 그대로 모든 남성의 꿈이자 여성의 욕망이라 할까. 오랫동안 즐거운 성을 나누는 일은 행복한 부부생활을 위한 만인의 소망인 것이다.

보다 더 화끈하고 오랫동안 성교시간을 길게 지연시키는 몇 가지 조언을 한다. 시대가 흘러도 변하지 않는 것이 있다. 센 남자로 대변되는 정력! 그 옛날부터 거슬러 오는 변강쇠로 불리는 힘의 대명사는 지금도 변함없는 꿈일 수밖에 없다. 특히 많은 남성은 파트너와 함께 오랫동안 성관계를 즐기고 싶지만 짧은 시간에 끝나 버리기 때문에 보다 더 길게 즐길 수 있는 비법을 알고 싶어 한다.

이에 이름을 떨친 것이 비아그라, 뱀술, 보신탕인 것이다. 동서고금을 막론하고 정력제로 이름난 것은 성교의 시간이 긴 동물이다. 대표적인 예로 해구신으로 알려진 물개는 한 마리의 수컷이 30~50마리의 암컷을 거느리고 발정 기간 내에 금식하면서도 하루에 7~8회의 성교를 한다고 한다. 뱀의 경우 교접시간이 무려 75시간을 넘어가며 말의 경우 성기의 크기로 유명하다. 그렇기에 동물이나 그 동물의 성기를 먹음으로 그것이 가진 능력을 전수받을지도 모른다는 희망을 가지는 것이다.

과학 아래 어지간한 전설의 베일도 벗겨지는 시대에, 남성은 이제 자신을 유혹하는 갖은 정력제와 보양제의 늪으로부터 벗어나야 한다고 생각할 수 있다. 실제로도 동물의 정력이 인간보다 좋다고 볼 수는 없으며 성기가 큰 동물일수록 조루일 가능성이 있고 성교시간이 긴 동물은 성 기능이 떨어져 의외로 잘 되지 않는다는 설이 있다.

그럼에도 성교 시간을 지연하는 비법은, 이러한 자연산 정력제나 보양식품으로도 도움을 받는, 어찌 보면 바보 같은 결론에 도달하는 것이다. 그러나 재언하자면 지금은 과학의 시대이다. 그것이 동물의 왕성한 성욕과 크기에서 막연히 비롯되는 것이라면 곤란하므로 실제로 어떤 효과가 있는지 알아보도록 한다.

1. 보양식 그 속에 담긴 영양인 해구신

그 성분은 콜라겐과 단백질과 엘라스틴 같은 경성 단백질이며 탄수화물, 유기물 등으로 되어 있다. 뱀·자라·게는 모두 고단백, 고지방으로 구성되어 있다.

물론 해구신에 들어 있는 단백질은 생선이나 콩에 들어 있는 단백질보다도 영양분이 적다. 게, 자라보다 등 푸른 생선에서 더 많이 얻을 수 있고 콜레스테롤의 수치를 낮추어주는 불포화지방산, 그 외에도 항산화를 막아주는 비타민 A, E 등이 많이 들어 있다.

성교시간을 지연시키는 건강한 식습관은 혈액순환을 좋게 하는 음식을 먹어야 한다. 땅콩, 아몬드, 잣, 콩기름이나 장어, 꽁치, 해바라기 씨, 정어리 등 혈액 순환을 좋게 하는 음식이 성교 시간을 지연시키는 것이며 곧 발기와도 직결된다. 발기의 가장 중요한 원리는 깨끗한 혈관 유지와 혈액순환인데 상기의 식품에는 이러한 작용에 좋은 비타민 E가 듬뿍 들어있는 것이다.

또한 비타민 C, A로 대표되는 항산화제가 함유된 음식은 과일, 생선과 동물의 간, 돼지고기, 콩, 토마토, 계란, 노른자, 새우, 연어, 게 등이다. 항산화제가 함유된 식품은 우리 몸의 세포와 DNA의 자질 단백질 등을 공격해 신체기능을 떨어뜨리는 활성산소를 억제하기 때문에 발기력을 좋게 한다. 또한 정력에 좋도록 유도하는 음식으로는 귤, 장어, 게, 호박씨, 콩, 깨, 마늘, 양파, 새우 등이 좋다.

그 외에도 성생활에 도움을 주기 위해서는 무엇을 먹으면 도움이 될까? 미국의 매스 해린슨은 최근의 연령대별로 성생활에 도움이 되는 식품을 소개했다. 성적으로 가장 왕성한 이십 대는 계란, 미나리, 아이스크림을 추천한다. 잘할 수 있을까 하는 스트레스를 줄이고 성적 충동을 자제하는 데에도 도움이 되는데, 상기의 식품에는 비타민 E가 풍부하기 때문이다. ㄴ또한 미나리는 입 안에서 안드레스트레놀의 향긋한 냄새를 발산해서 상대를 유혹하게 한다. 아이스크림에는 근육에 많은 에너지를 저장하게 하고 성욕을 높여주는 칼슘이 풍부하다.

만약 자녀 출산에 관심이 많은 삼십 대라면 호두, 동물의 간, 복숭아를 즐겨 찾을 필요가 있다. 흡연, 대기오염 등은 흔히 알려진 바대로 정자에 나쁜 영향을 끼쳐 기형아 발생을 높인다. 이런 환경에서 호두는 돋보이는 식품이다. 정자를 건강하게 하고 빠르고 헤엄치게 하는 셀레늄의 가장 좋은 공급원이기 때문이다. 남성에게 셀레늄양이 증가하자 정자가 건강해졌다는 연구 결과가 있다. 더불어 호두에는 정자를 보호하는 항산화 물질인 비타민 E가 넉넉하고 동물의 간에는 비타민 A가 풍부하다. 동물실험에 따르면 비타민 A가 적으면 정자 수가 적어진다고 확인된 바 있다.

간은 아연 공급원으로 매우 좋다. 남성이 사정할 때마다 5mm의 아연을 방출하는데 이는 성인 일일권장량의 삼분의 일인 것이다. 복숭아는 귤과 함께 비타민 E의 공급원이다.

이처럼 음식마다, 그리고 영양소마다 정력을 돕는 요소는 각기 차이가 있지만, 전반적으로 도움을 주는 것이다. 발기에 문제가 생기기 시작한 사십 대 이후에는 블루베리 쵸콜릿을 권장한다. 아침에 바쁜 사람은 비타민 D, 비타민 B1, B2가 첨가된 영양제를 먹는 것도 좋다. 이는 우리 몸의 에너지를 높여주고 신경계가 제대로 적용할 수 있게 해준다.

2. 장어와 정력

보신과 정력에서 빠지지 않는 음식 중 하나가 뱀장어이다. 과연 뱀장어는 보신과 정력을 높여주는 음식일까? 영양학으로 보면 해독력과 세포재생력이 뛰어난 점액성 단백질이며 고혈압, 당뇨, 간 경화 등의 성인병 예방에 좋은 불포화지방산이 풍부한 것이다. 병에 대한 저항력을 높여주고 비타민 A의 함량이 소고기보다 1,000배에서 1,300배 높다. 발육성장에 효과가 뛰어날뿐더러 노화방지에도 좋고 더불어 모

세 혈관에 좋은 비타민 E까지 풍부하다. 거기에 남성 증강에 도움이 되는 라이신과 미오신과 콘트라 찬까지 넉넉히 함유되어 있다.

장어가 동서양을 막론하고 정력제로 사랑받아온 이유는 인체와 비슷한 모양에서 기인한다. 이름 그대로 뱀처럼 긴 물고기라는 뜻이다. 장어는 예로부터 보신과 정력 강화를 상징하는 강장식품으로 사랑받고 있는 것이다. 사랑을 나누는 시간이 긴 뱀과 흡사하며 어디든 쑤시고 들어가는 뱀장어를 보며, 성기가 강한 남성과 연관 지어 생각하는 것이 사람의 잘못은 아닐 것이다.

미꾸라지도 모양이 비슷하여 이 물고기에 대한 고정관념의 영향을 받았다고 할 수 있다. 또한 자라도 목이 늘어 다 줄었다 하는 것이 남성의 성기와 비슷한데, 그렇다 하여 사랑받는 것도 어찌 보면 유치한 발상 같지만 이런 식품이 대부분 실제 정력제 같은 영양을 주는 것은 재미있는 일이다.

더불어, 심리적인 영향도 정력제에 있어서 무시하지 못할 부분을 차지한다. 식욕과 성욕은 어느 부분 일치한다. 그래서 식욕을 돋우는 관점에서 쵸콜릿과 토마토는 정력제로 선호된다. 심지어 가짜를 주면서 정력제라고 말하면 성욕과 발기력이 향상되는 경우가 있다. 흔히 말하는 플라시보 효과. 이는 정력에 있어서도 벗어나지 않는 것이다.

그리고 사실 건강과 정력 그 자체에 포커스가 맞춰진 식품들인 건강식품과 정력제만큼 좋은 것들이 있는데, 이는 상기에서도 한 차례 언급된 '실제' 음식들이다. 땅에서 나는 것이든 물에서 나는 것이든 제철 음식이라고 해서 영양분을 듬뿍 담고 있다. 가을에 먹거리가 유난히 많아지는 것은 다가올 겨울에 대비하라는 자연의 법칙인데 이는 곧 저장된 영양의 보고나 마찬가지다.

특히 대하, 굴 같은 바다 음식은 남성의 정력에 도움이 되는 식품으로 예로부터 공인되고 현대에도 사랑받는 음식이다. 대하는 덩치가 큰 새우, 즉 왕새우이다. 성분을 조사해보면 과연 영양에 대한 지식이 풍부한 현대인들에게 매력적으로 보인다. 양질의 단백질인즉슨 팔정에 필요한 아미노산을 가지고 있고 맛과 영양소에서 아쉬울 것이 없다. 시월이 제철인 굴도, 바다의 우유라고 불리기도 한다. 단백질이 넉넉하고 혈압을 조절하는 무기질이 가득하며 남성의 필수 영양소인 아연이 풍부하게 들어있어 남성호르몬의 조절을 돕게 된다.

3. 성 기능에 도움을 주는 방법

성생활은 항상 즐겁다. 자녀들이 자라는 반면 부부간의 성생활은 매우 적어지는데 심지어는 한 달에 한 번 정도뿐이라 성에 대한 권태감을 느끼는 남성들이 많이 있다. 바쁘게 사업을 하고 돌아다니다 보니 부인들의 마음을 헤아리지 못하고, 아내들도 허무함을 느끼면서 허송세월을 보내는 것이다 .이런 상황이 계속 지속되면 부부 사이의 감정이 심각해지는데 이것은 부부간의 문제뿐만 아니라 가정 내부에 혼란을 가져다주게 된다. 결과적으로 자식에게까지 심한 영향을 주어 많은 문제점을 유발시킨다.

사실 부부에게 있어 삼 일에 한 번, 육십 세 정도라면 매주에 한 번이라고 해도 많지는 않은 것이다. 전문의들은 성욕이 감퇴되는 현상이 사회의 지나친 스트레스와 복잡한 인간관계를 원인으로 나타났으리라 추측한다.

성욕을 재고시키려면 음식 습관부터 바꾸고 쌓인 피로를 풀며 생활조건을 조정해야 한다. 정서를 편안하게 하고 경혈지압법을 이용한다든가 하는 소소한 행동들을 통해 일상생활에 변화를 가져옴으로써 성욕을 향상시키는 데에 도움이 될 수 있다.

4. 성 기능에 도움이 되는 경혈

성욕을 향상시키는 신골혈, 허리부위의 삼초혈, 엉덩이 부위의 중효혈, 발바닥의 용천혈, 복부 부위의 천추혈, 무릎의 정중혈, 미중혈이 좋다. 등 뒤에 척추를 따라서 양쪽으로 지압을 해주는 것도 좋다. 자율신경뿐만 아니라 몸 전체에 균형을 잡는 데도 도움이 된다.

남성

1. 폭군처럼 행동하는 남편

　독자 여러분은 집에서 폭군처럼 행동하는지 질문을 해보면 10명 중에 7~8명은 그렇다고 대답을 한다. 어째 남편은 폭군인 듯한 태도를 여성들과 다른 사람에게 보이기도 하는데, 특히 집에 손님이 오거나 친구가 찾아오면 가만히 앉아서 큰소리를 치는 경우가 있다. "여보, 맥주 가져와. 그것도 찬 것으로. 마른안주 한 개와." 마치 하인 대하듯 한다. 이런 식이 되어서는 어떤 부인도 기분이 좋을 리가 없다.

　겉으로는 현대 남성처럼 행동하지만, 머릿속은 아직까지 케케묵은 봉건적 사고 방식이 가득 차 있다. 부인은 그와 같은 남편의 태도에 대해서 불만을 품게 된다. 그러나 남편은 남편대로 불만이 있다. 나는 순딩이처럼 돈만 버는 기계가 아니라 한 가정의 주인이고, 가장이라는 것을 표현하는 것이다. 남편은 가족으로부터 응당한 대접과 인정을 받고 싶은 심리를 가지고 있다. 그러기 때문에 가장이라는 허세를 부리는 것이며 주권을 확인하려는 것이다. 이것이 남편의 공통된 심리라는 것을 여성은 이해해야 한다.

이와 같은 확인 심리는 마음속에 도사리고 있는 불안 심리 때문이라고 생각할 수 있다. 오늘날 어느 가정에서나 여성의 권리는 확대되고 있고, 반면 남편의 권위는 축소되어가고 있는 상황이다. 이와 같은 현실적인 추세에 모든 남편들은 불안해하고 있는 것이다. 그러기 때문에 '우리 집은 다른 집과 비교한다면 가장의 권한은 어떤 것일까?' 불안해한다는 것을 여성은 이해해야 한다. 이와 같은 불안감을 떨쳐 버리기 위해서 타인이 보는 앞에서는 허세를 부리고 임금처럼 행사한다. 다시 말하면 심리학에서 언급되는 과잉방어가 여기에 적용되는 것이다.

묘한 것이 남자의 세계다. '우리 마누라는 내 앞에서는 꼼짝도 못해, 이 사람아.' 아내는 아주 얌전한 양 같이, 그리고 실권은 남자가 쥐고 있는 것처럼 행동해야 동료로부터 바보 취급을 당하지 않는다고 생각하기 때문이다.

"저 녀석은 마누라에게 꼼짝도 못해. 그래서 술 마시고 집에 혼자서는 못 가"라는 소문을 남편들은 적지 않게 굴욕적이라고 받아들이고 있다.

"누구랑 어디서 늦게까지 술 마셨어요?"

"오늘은 손님이 있었어. 좀처럼 자리를 비울 수가 없었어. 미안해."

"그렇다면 늦는다고 전화라도 좀 해주셔야죠! 그렇게 대단한 자리였어요?"

이런 식의 대화는 어느 가정에서나 흔히 볼 수 있다. 그러나 회식, 손님 접대 중 집에 전화를 한다는 것은 쉬운 일이 아니고, 보기 싫기도

하다.

"자네 부인에게 늦는다고 연락해야 하는 거 아냐."

그러면 십중팔구 이렇게 말한다. 괜찮아. 우리 집사람은 내가 잘 길들여 놓았어. 걱정 마.

순간 아내의 얼굴이 스쳐 지나가도 눈곱만큼도 내색을 하지 않는다. 이와 같이 허세를 떠는 이유는 어린아이가 손님이 있을 때 어떤 행동을 해도 야단맞지 않을 거라는 생각을 하는 것과 같은 이치다. 정확히 말해서 남편의 심리는 유아적 심리의 표출이라고 말할 수 있다. 현명한 부인들에게 이런 행동은 보고 웃어넘길 수 있는 일이라고 생각된다. 이런 행동을 시시콜콜 따져 묻고, 지나간 일까지 표출하는 부인이라면 생각해 볼 문제이다.

2. 여성에게 순진함을 바라는 남편

남성은 기본적으로 나이 몇 살을 먹든지 상관없이 꿈꾸는 낭만가이기 때문에 식당이나 나이트클럽에서 순진한 종업원이 있느냐고 묻는다. 이런 말을 정숙한 부인이 듣는다면 미친 소리냐고 대답도 하지 않을 것이다.

술자리에 앉는다면 이런 생각은 조금 다르게 나타난다. 대체로의 이성 자극에 대해서, 여성은 굴절된 반응을 나타낸다. 여자 마음은 복잡하여 각개의 미묘한 파문을 일으키며 감정을 나타내며 남자는 비교적 솔직하며 겉으로 반응을 나타낸다. "나는 그런 남자가 아니야"라고 말하는 사람도 있겠지만 자기인식이 부족한 것이다. 칭찬이나 찬사에 약한 것은 여자보다 남자가 그렇다.

"김 선생님 요즘 뵙기 어렵네요. 다른 여자랑 바람이라도 피우는 거 아녜요? 저를 속상하게 만들지 마세요."

라고 말하면 속으로 이 여자가―아양을 피우는구나 생각하면서도 싫지 않은 것이 남자의 속마음이다. 거기다 여자가 적극적으로 오늘 밤 외롭고 쓸쓸해서 당신과 같이 있고 싶다고 전화를 기다린다고 하면, 그 여자가 본심은 아닐 거라 믿으면서도 혹시나 하는 기대를 갖는다. 마치 복권을 사면서 당첨되지 않을까 하는 기대와 같다.

이러한 기대심리는 여성보다 남성이 높다는 심리학 연구의 통계이기도 하다. 이것은, 처음 말했듯 남자란 꿈을 꾸는 낭만파이기 때문이다. 비록 그게 허황된 것이라도.

물론 그게 현명함의 증거는 되지 못할 것이다. 굳이 숨겨서 뭐하랴. 이 부분에 한정해서만 말하자면, 남성이 여성보다 사람 됨됨이가 단순하고 어리석다는 증거이다. 아마 이런 말들을 들어도, 상황이 어떻다 해도 상관없다. 일반적으로 남성들은 여자의 말이 거짓말임을 알면서도 믿고 싶어하는 것이다. 이 점을 여성도 생각해보고 남편을 이해해야 한다.

3. 공처가가 되기를 원하는 남편

외국의 정신분석학자가 우리나라를 방문해서 모든 일정을 마치고 송별식을 하는 식장에서 이런 말을 했다.

"내가 본국에서 듣기로는 한국은 남성 천국이라 했다. 그러나 막상 와보니 대부분의 남성에게 유아기적 심리가 적지 않게 있다는 것을 발견하여 측은하고 안쓰럽다는 생각이 들었다."

남들 앞에서는 큰소리를 치지만 마누라가 외출을 하면 앞치마를 두르고 저녁을 차린다. 이와 같은 행동은 정신학적 측면으로 보면 어머니 말에 맹종하는 심리와 구조상 비슷해 유아 성향이라고 한다. 요즘의 남편은 어린아이 취급을 당하기 일쑤이며 여성에게 봉건적이라는 이야기를 듣기 때문에 설 자리가 없는 것이다.

남편들이 일부러 공처가가 되는 이유는 가정이 편안하다고 생각하기 때문이다. 부인으로부터 우쭐대고 뽐내는 행위를 하는 것은 하찮은 사나이나 하는 것이라며, 똑똑한 남편일수록 마누라를 두둔하며 앞에 내세운다. 시끄러운 개일수록 약하다고 하지 않았는가! 부인이 시끄럽게 하더라도 알아서 하라고 하면 묵묵히 한다.

공처가가 되면 마음이 편해진다는 것을 남성들이 깨닫고 있다. 모든 일은 아내가 처리할 거라고 생각하기 때문이다. 마치 기숙사에서 사감이 간섭하는 것 같지만 모든 일에 불편함이 없어지기에 공처가라도 견딜 수 있는 것이다. 또한 그녀의 모성본능도 충족시킬 수 있으므로 일거양득인 것이다.

영국의 어떤 장교가 적국의 스파이를 정부로 두었다가 기밀문서가 누출이 되어 국민의 지탄을 받았다. 그러나 그는 대외적으로 지독한 공처가라고 소문이 있었던 사람이다. 그는 공처가란 인식을 외도의 속임수로 사용한 것이다. 이 사건은 남의 일이 아니며 우리 주위에도 이와 같은 경우가 있을 수 있다.

물론 모든 남성이 이중 구조로 되어 있는 것은 아니다. 거짓 없는 애처가, 공처가가 있을 것이다. 이런 남편은 오랜 시간 동안 부인들에게 길들여진 남편인 것이다. 그러나 아무리 잘 길들어 있다 하더라도 본성마저 바꾸어 놓을 수는 없는 것이라, 뜻밖의 일이 생겼을 때는 본성을 드러낸다. 남성들의 군중심리 속에는 모반의 심정이 항상 씨를 내리고 있다.

과거에 공처가가 있었는데 갑자기 부인이 세상을 떠나고 말았다. 애통해하는 모습을 보는 것은 매우 가슴 아픈 일이었다. 그런데 고인의 시신이 운구 도중 문지방에 부딪혀서 기적적으로 부인이 다시 살아나게 되었다. 그리고 얼마 후 부인은 다시 세상을 떠났는데 부인의 시신 운구 도중 남편은 이런 말을 했다. "조심해주시오. 문지방을 넘으면서 부딪치지 않게."

4. 부인의 출산을 감추려는 남편

오늘날에는 많은 남편이 아내의 출산일이 가까워지면 휴가를 내는 경우가 많다. 산부인과 복도에서 왔다 갔다 한다. 또한 아내의 머리맡에서 출산의 고통을 느끼는 아내에게 격려를 하는 남편은 부인의 출산에 부끄러워하지 않는 것이다. 새로운 생명의 탄생에 아울러 아이 아빠라는 자부심과 책임감 때문이다.

그러나 아직도 아내의 출산을 부끄럽게 여기는 사람들이 있다. 아내들이 만삭이 된 배를 어루만지며 곧 태어날 아기를 기다리고 엄마가 된다는 자부심을 가질 때, 옆에 있는 남편도 같은 생각을 하는 것은 아니다.

아빠가 된다는 실감을 느끼지 못하기 때문이다. 또한 지나가는 행인들이 저 녀석이 애기를 만든 장본인이구나 하는 무언의 소리가 온몸에 엄습한다고 한다. 제 3자가 하는 말들을 축하의 말이 아니라 익살스러운 느낌으로 받아들이는 것이다. 실제로는 타인은 무감각함에도 이런 남편은 창피해 하고, 쑥스러워한다.

아기의 탄생 전까지 아빠로서의 느낌을 받지 못하다가 분만실에서 아기의 울음소리를 듣고 나서야 비로소 아기의 아빠가 된 것을 실감한다고 한다. 그제야 여성처럼 자신의 분신이라고 느끼는 것이다. 즉 생명의 신비로움을 느끼는 것이다. 아이의 외모가 아빠를 닮았다는 주변의 말에 비로소 내 자식이라는 의식을 가진다. 이런 의식 차이 때문에 남편은 아내의 임신과 출산을 쑥스러워하는 것이다.

5. 연애와 결혼을 구별하고 싶은 남자

미혼 시절에는 연애 경험이 많으면 많을수록 좋다고 생각한다. 결혼 전에는 뜨거운 연애를 꿈꾼다. 특히 연애를 한다고 결혼과 결부시키는 여성은 딱 질색이라고 한다. 이와 같은 남성의 심리를 보면 연애는 즐기는 것이고, 결혼은 세금을 바치러 가는 것과 같다고 생각한다. 이중성을 보인다.

모든 남성들이 약혼식을 끝내고 나면 "내가 너무 경솔하지 않았나"하고 후회를 한다고 한다. 조금 더 찾아보았다면 더 멋지고 괜찮은 여자를 만나지 않았을까 하는 생각을 한다고 한다. 여성이 듣는다면 기분 나쁘겠지만 이 또한 남성의 심리인 것이다. 물론 사랑하는 여성과 결혼으로 언약을 한다는 자체가 한없이 기쁜 사실이지만, 그와 동시에 뭇 여성들과 교제가 끝난다고 생각한다는 것이다.

결혼은 남성들에겐 사랑의 결과물이다. 결혼이 목표가 아니고 결과인 것이다. 결혼을 후회하는 것이 아니고, 연애를 하면서 정열을 불태우지만 거기에 안주하기보다 새로움을 찾아 헤매기를 더 즐긴다는 것이다. 더 새로운 것, 그보다 훨씬 새로운 무언가를 찾는 사냥꾼의 기질을 갖고 있는 것이다.

연애를 하면 남성은 천막을 치고 싶어 하고, 여성은 집을 짓고 싶어 한다. 결혼은 남자의 무덤이라고 생각하는 사람도 있다.

또한, 남자는 연애 상대와 결혼 상대가 다르다고 생각한다. 연애 상대로는 예쁘고 몸매도 좋고 상냥하고 잘 노는 사람을 좋아한다. 그러나 결혼 상대는 신체가 건강하고 성품이 온순하고, 음식솜씨가 좋아야 한다는 식이다. 애완용과 생활 지향성 두 가지 이중성을 가지고 있다.

6. 여성의 과거에 집착하는 남자

여성의 과거에 만난 남자에 대해서 부드럽게, 하지만 형사처럼 집요하게 묻는 남자의 심리는 여성 못지않게 질투심이 강하다. 질투심은 여성의 전용물이라고 여기지만 그건 잘못된 생각이다. 남성의 질투심은 여성보다 더할 때가 있다.

남성이 여성의 과거를 알고 싶어하는 것은 질투심만은 아니다. 남성은 독점욕이 강하기 때문이기도 하다. 현재 상황만으로 만족하지 못하고 과거의 모든 것까지 독점하고 싶어한다. 결국 첫 번째 남자여야 한다. 독점욕이 비정상적이 된다면 가족, 친척과 심지어 애완동물까지 가깝게 지내는 것을 싫어한다.

그리고 여성의 과거를 알아내야 할 권리가 있는 것처럼 착각한다. 여성의 경우 한 남성을 열렬히 사랑한다면 미래를 꿈꾸며 과거에 집착하지 않는다. 반면 남성의 방탕을 관대히 보는 사회적 통념과 여성의 정숙함을 바라는 사회적 통념에서 남자는 연애와 결혼의 상대가 달라야 한다고 생각하는 것이다. 그래서 여성의 과거에 집착하는 것이고 남성의 개인적인 성격에 따라 집착 정도가 달라진다.

만약 과거를 말하고 하지 않은 것에 대해서 사회적 논란의 대상이 될 정도로 집착하는 수준이라면, 차라리 말하지 않는 것이 옳다 생각된다. 일반적으로는 과거에 대해 충분히 이야기를 나눈 연후에 혼담에 대해 말하는 게 옳은 행동으로 보인다. 그러나 실제 현실에서는 여성의 과거를 듣는 순간 마음이 흔들리는 남성이 있다. 이는 적지 않은 경우 결혼 후 불씨가 되어서 불안의 소지가 되는 것이다. 어쨌든, 남성은 그런 듯 그렇지 않은 듯 질투와 독점욕이 강한 동물이니까.

마치 모두 용서할 수 있다는 듯한 말과 행동으로 과거를 알아내면 그것을 무기로 삼아 괴롭히는 남자들도 있다. 여자들은 현명하게 생각하고, 과거를 말하지 않는 것이 옳다고 생각한다. 요즘 여성은 자랑스럽게 많은 인기가 있었다고 자랑을 하는데 이는 어리석은 일이다.

남편이나 연인이 물을 땐 "Only You!"라고 말해야 한다. 당신만이 최고라고 상대를 치켜세워주어야 하는 것이다. 여성 여러분은 과거의 이야기를 하지 않는 것이 현명한 일이다.

7. 질투하지 않는 척하는 남자

질투심이 남성보다 여성이 강하다고 믿는 사람들이 많다. 그런데 정반대다. 남성의 질투심이 강도가 더 강하다. 양자 사이에는 표현이 다르다. 여성은 불태워서 밖으로 표출하지만 남성은 은근히 아닌 척한다.

그것은 사회풍습 때문이다. 남자 자신부터 생각하기를, 질투하는 남자는 대범하지 못하다고 여긴다. 유교사상을 중시하는 우리 풍습은 남성에게 절제와 참을성을 요구하였다. 솔직히 감정을 표출하는 것을 용서하지 않는 풍습 때문이다.

그 때문에 교묘하게 위장시켜 표현을 한다. 우선 마음속에서 두서너 번 굴절시킨 후 표현하는 것이다. 이와 같은 남성의 위장술을 알아두는 것이 좋다.

만약 사랑하는 여자가 다른 사람과 음악회에 다녀왔다는 이야기를 전해 들으면, 그 친구는 음악에 대해서 정통하니까 그 친구와 다니면 배울 게 많다고 이야기한다. 잘 다녀왔냐고, 나는 무식해서 잘 모르는데 많이 배웠냐고 할 것이다. 그다음엔 집까지 데려다 주던가요, 라고 물어올 것이다.

음악회 일 같은 것은 더 이상 이야기하지 않아야 한다. 또한 수개월이 지난 후 이야기를 하면 잘 기억나지 않고, 잊어버렸다고 이야기하는 것이 현명하다.

8. 두 여성을 동시에 사랑하는 남자들

매스컴이나 주변을 보면 부인이 있음에도 다른 여자를 사랑하는 남자들이 있다. 두 여성을 동시에 사랑하는 게 어떻게 가능할까?

사나이는 동물적이기 때문이다. 양심이 없다 욕을 할지 모른다. 그러나 화만 내지 말고 냉정히 분석하고 생각해 본다면 정신과 육체를 각기 분리해서 행동할 수 있는 남자의 실체를 알게 될 것이다. 아름다운 여성을 사귀면서도 유흥가를 다니는 남자가 있었다. 그 사실을 들컸을 때 "나는 결혼 전까지는 당신을 지켜주고 싶었고 내가 참느라 얼마나 힘들었는지 모를 거라고, 참다못해 이렇게 돼버렸으며 내가 이렇게 된 것은 당신을 사랑하기 때문"이라고 한다.

남자들은 애정을 갖고 있지 않은 여자들에게도 충분히 성욕을 느낄 수 있다. 한 여성과 사귀면서도 또 다른 여성과 육체관계를 맺을 수 있는 것은 다시 말해서 정신과 육체를 분리해서 생각하기 때문이다.

다음은 어느 신혼부부 이야기다. 아내가 남편에게 여자 친구를 소개했는데 남편은 그녀와 정을 통했다. 그 사실을 알게 된 여자는 울면서 남편에게 화풀이를 한다. 남편은 양쪽 모두를 동등하게 사랑한다는 무의식의 고백을 한다.

여성은 절망과 분노를 느낄 것이다. 양심을 가진 남자라면 한 여자를 품고 있으면서도 다른 여성에게 가책을 느낄 것이다. 그러나 여기가 중요한 대목이다. 가책을 느끼면서 또 다른 여성을 품는다는 것은 적지 않은 남성들에게 즐거운 일이 아닐 수 없다.

연인 혹은 부인을 사랑한다. 그러면서도 또 다른 여성과 함께한다는 것은 사나이가 나비처럼 이곳저곳을 옮겨 다니며 취하고 싶어 하는, 소위 나비같이 종잡을 수 없기도 한 남자의 욕심 때문이다.

남자를 변덕스럽고 싫증을 잘 내는 동물이라고 해석하는 것은 잘못된 결론이다. 한 여성을 뼛속까지 사랑할 수 있는 능력이 결핍되었다고 표현하는 것이 적절하다.

왜 사랑의 능력이 결핍되었는가? 근본적으로 육체와 정신이 분열되어 있다고 할 수 있다. 또 다른 원인은 항상 새것을 추구하는 심리, 미지의 것을 이끌어 내고 싶다는 성향이다. 남자란 새로운 것과 호기심에 대한 것 양자 사이에 탁구공처럼 왔다 갔다 하는 심리인 것이다.

육체적인지 정신적인지 사나이 자신도 잘 구분하지 못한다. 일정의 혼란 상태라고 할 수 있다. 이와 같은 혼란에 빠진 사나이들은 자칫하면 영 이치에 맞지 않는 선택을 하곤 한다. 남자의 사랑이란 것은 은근히 천박하고 보상적이라는 결론을 내릴 수도 있다.

그러므로 여성은 이런 남성의 심리를 잘 포착하고, 나 역시 바람을 피우려면 얼마든지 할 수 있다는 것을 말할 필요가 있다. 물론 이것은 적당한 자극을 주는 선에서 그쳐야 한다. 만약 앞뒤 안 보고 실행에 옮긴다면 불행을 자초할 수 있다.

9. 여성에게 눈길 주는 남자

이상한 일이 있다. 두 부부가 서로 마주 보듯 걸어오고 있다. 남성은 상대의 여자를 쳐다보고 여성은 같은 여자를 쳐다본다고 한다. 그 이유는 왜일까?

남성은 변덕스러운 심리의 소유자라고 생각하는 것이 맞다. 가을 하늘처럼 변화가 심한 것은 남자의 마음과 같다. 변화가 쉽다는 것은 옮겨가기가 쉽다는 것이다. 동시적으로 불특정 다수의 여성에게 감정이 작용한다. 연인과 즐거운 시간을 보내고 작별의 입맞춤을 하고 돌아오는 버스에서 옆자리에 앉은 다른 여자의 몸매를 감상하는 것은 나비의 성향이 있다. 이런 남성의 성향을, 당연하게도 여성은 못마땅하게 여긴다.

남자가 여자를 사랑하게 된다면 무엇이든 약조한 대로 다 들어주고 해줄 것이다. 그러나 단 하나 지키지 못하는 약속이 있다면, 그것은 영원토록 한 여자만을 사랑한다는 것이다.

그러므로 질투심이 많은 여자는 어떤 장소에서라도 다른 여자를 쳐다보는 남자에게 "무엇을 쳐다보고 있어요. 보기 흉하네요." 하고 따끔하게 주의를 시켜야 한다. 참으로 구제 불능이라고 여자는 생각할 것이다.

어떤 여성은 일부러 관심을 끌기도 한다. 더운 여름날 해수욕장에서 비키니 차림으로 남성들의 주목을 집중시키는 예외적인 경우도 있다. 그러나 보통은 여자가 같은 여자를 쳐다보는 것은 옷과 핸드백 등을 자신의 것과 비교하는 심리이다.

남성의 경우 같은 동성과의 비교는 이차원적인 것이고 오직 여성에게 집중을 하게 된다. 옆에 있는 여성의 불쾌감도 이해는 되지만 여자를 골동품처럼 생각하고 사랑을 느끼지 못한다면 사나이의 생리기능은 정지되었다고 생각하면 된다. 당신의 남편이 아직 다른 예쁜 여자에게 시선이 간다면 생리기능이 좋다고 생각해야 한다.

10. 여성의 나체를 보고 싶어 하는 남성

　옛날에 저명한 심리학자가 33가지 종류로 성적 작용을 실험한 결과 남성이 30가지, 여성이 3가지 반응이 나타났다고 한다. 결국 남성이 여성보다 작은 것에도 흥분한다는 것이다.

　남자들이 여자에게 옷을 사 주는 것은 입히고 싶어서가 아니라 벗기고 싶어서라고 한다. 감추어진 것을 더 보고 싶어하는 심리이다. 휘파람을 불면서 훌훌 옷을 벗는 여성보다 수줍은 듯 감추는 여성에게 더 매력을 느끼는 것이다. 여자의 나체 사진만을 보고도 알 수 있다. 동양이든 서양이든 전라보다 보일 듯 안 보일 듯한 시스루의 옷차림에 성적 흥분을 더 느낀다고 한다. 가려진 것을 제거해보는 공상을 하면서 성적 자극을 받는다고 한다.

　여성이 촉각적이고 감성적이라면 남자는 시각적인 것이다. 방에 전라의 여자 사진이 있다고 이상하게 생각하면 안 된다. 그만큼 건강하다는 것이다.

　간혹 몰래카메라로 여성을 찍어서 즐기는 사람은 잘못된 것이지만, 남자만 몰카를 즐긴다고는 볼 수 없다. 여성에게도 몰카를 보려는 심리는 있다.

　어느 여자가 아파트에 이사해서 관리인에게 건너편에 남탕이 보여서 불쾌하다고 했다.

　관리인 왈 "안 보이는데요."

　여자 왈 "책상에 올라가 보세요. 남자들 목욕하는 게 보이잖아요."

11. 여자의 몸에 닿고 싶어하는 남자

왜 여자의 몸에 닿고 싶어하는가 물었을 때 "여자가 원해서"라면 욕을 먹을 것이다. 여자 중에는 터질 듯한 가슴을 보일 듯 말 듯하게 꽉 끼게 옷을 입고 다니는 여자가 많이 있다. 남자를 유혹하려고 입고 다니는 게 아니라 예쁘게 입고 싶을 뿐이라고 한다. 이런 옷차림에 자극을 받는 남성이라면 호색한이라고 할 것이다.

그러나 '여기를 보세요.'라는 옷을 입고서 남자는 망측하고 추잡하다고 말하는 사람은 남성의 심리와 생리를 모르는 사람이다. 남자는 강한 이성적인 접촉을 가지고 싶어 한다. 그 까닭은 수컷이 적극성을 발휘해서 종족의 보전이 가능하다는 동물학적 원리와 무관하지 않다.

인간 역시 마찬가지다. 만원 버스에서 서로의 몸이 밀착되면서 기분이 좋다고 생각하는 남성은 많지 않다. 반면 이 세상에 여자의 몸에 닿는 것이 싫다고 말하는 남자는 한 사람도 없을 것이다. 만약 그런 사람이 있다면 성인이거나 어딘가가 모자라는 남자일 것이다.

간혹 혼잡을 핑계로 음란한 행위를 하는 남자는 쓰레기라고 할 수 있다. 이런 사람은 여성에게 정정당당하게 접근하지 못하고, 정신적인 문제가 있는 사람이다. 대조적으로 정상적인 남성은 약간의 접촉으로 쾌감은 느끼지만, 상대에게 몸을 닿는 순간 몸을 조심한다.

연인의 경우는 신체접촉으로 사랑을 확인하고 싶은 것이다. 남자는 연인의 관계로 발전하게 되면 어떤 형태로든 일체감을 느끼고 소유하고 싶어한다.

그리고 모든 일도 그렇듯이 1단계가 성공하면 제2, 제3으로 진행을 하는 것이다. 1단계에서 가벼운 신체접촉에서 황홀하고 신비함을 느끼는데 2, 3단계까지 진행해도 그 첫 단계의 감격을 잊을 수 없다고 한다.

남자는 애정이 깊어지면 상대에게 조심해진다. 그래서 마음이 깊어지기 전에 여러 가지로 실험하듯이 굴거나 관찰하고 행동을 하는 것이다. 위험상황에서 손을 잡아끈다든지, 시계가 예쁘다며 손목을 잡아보기도 한다. 즉 사나이는 온 신경을 집중시켜서 여자를 관찰하는 것이다.

그에 따라 나타나는 여자의 아주 작은 반응에도 남자의 마음은 기쁨 또는 슬픔을 느끼게 된다. 여자의 몸에 닿는다는 것은 이처럼 미묘한 심정이 포함되어 있음을 여자도 알아야 한다. 피부에 닿는다는 것은 역학적으로도 어떤 힘이 작용한다는 심리적 의미를 담고 있다.

남자란 이처럼 남녀 관계에서 대범한 척 굴지만 정말 소중히 여길수록 접촉을 피하거나 머뭇거릴 수 있다. 그런 과정을 거쳐 최종적으로 빚어진 작은 행동을 무턱대고 엉큼한 짓으로 돌리는 것은 상대방의 시선마저 돌리게 되는 길일 수도 있다.

12. 음란한 이야기를 좋아하는 남성

남자는 원래 음탕하다고 하면 할 말이 없다. 이와 같은 남자들의 심리를 분석해보면, 첫째로 심심풀이로 이야기한다. 별로 부담이 없는 친구와 이야기하는 것이다. 섹스에 대한 이야기를 답답한 현실에서 도피하는 도구로 삼고 있는 것이다.

둘째, 술자리에서 분위기를 돋우기 위해서 섹스 이야기를 한다. 술에 취하지 않았을 때는 진지한 표정을 짓고 있다가도 알코올이 들어가면 음란한 이야기가 나오는 것은 어색한 일이 아니다. 오히려 이런 자리에서까지 딱딱하고 무거운 이야기를 하는 남자는 촌스럽게 생각한다.

부드러운 이야기나 재미있는 이야기란 어떤 것일까? 이야기의 수준은 최저로 떨어져 음란한 이야기가 나올 때 분위기가 좋아진다. 이런 이야기를 하면 성내는 사람은 없을 것이다. 왠지 이런 이야기가 나오면 분위기가 훈훈해지고 부드러워지는 것이다. 가장 일반적인 화제가 되는 것이다.

이 경우 두 가지 이야기를 할 수 있다. 첫째, 경험을 이야기함으로써 노련함을 과시하며 좀 덜 추상화된 내용을 말하는 것이다. 실은 마음에 담아두기만 해야겠지만, 그런 체험담들을 남자는 의기양양하게 이야기하곤 한다. 짧게 말하면, 남자니까. 길게 설명하면 다음과 같다. 여성은 이해하기 어려울 수도 있는 게, 남성은 섹스를 포함하여 무슨 일이든지 경험이 풍부한 사람이 존경을 받는다고 여기는 것이다.

둘째로 경험이 적은 사람 이야기다. 이런 사람은 경험의 빈곤성을 감추기 위해 기묘한 허영심을 발휘하는 것이다. 가만히 앉아서 남의 이야기만 듣기에는 자존심이 상해서 일가견이 있다고 자신의 경험을 과장해서 말을 하거나 가상의 이야기를 하기도 한다.

일반적으로 경험이 많은 40대 남자의 이야기는, 조금 추잡하게도 들리지만 이상하게도 핵심이 있고 정확성이 있는 데 반해, 20대 젊은 이는 열정적이나 주요 내용이나 유머가 부족하다. 이런 이야기를 나눔으로써 누적된 스트레스나 긴장감을 해소시키는 것이다.

모든 직장 여성에게 당부하고 싶은 말이 있다면, 미혼 남성이 저런 이야기를 나누는 소리를 듣는다 해도 하등동물이라 여기지 말길 바란다는 것이다. 이런 남자의 심리를 이해하길 바라는 바이다. 가끔 남성의 성적인 농담에 발끈하는 여성이 있는데 그것은 남성의 심리를 이해하지 못하는 데서 비롯된다. 성인이 되었으면 관용이라는 것을 가질 필요가 있다. 지나친 반응은 꽉 막힌 사람으로 오해될 수 있다.

간혹 젊은 여성 옆에서 큰 소리로 일부러 이야기하는 사람이 있다. 이와 같은 짓궂은 행동은 여성의 반응을 즐기거나, 자신의 존재를 알리려는 심리이다. 용기가 없는 얼간이의 행동인 것이다. 그러기 때문에 수줍어한다거나, 과잉반응을 보인다면 상대 남성을 우쭐하게 만드는 결과가 된다.

들어도 못 들은 척하기가 쉽지는 않고 현명하게 대처할 필요가 있다. 이럴 때는 따끔하게 의사표시를 해야 한다. 예를 들어,

"xx씨, 당신은 일을 하실 땐 너무 멋진데 xxx 같은 장난을 치실 땐 우습게 보입니다." 이런 식으로 말이다. 그 순간 효과는 즉각 나타나게 된다. 상대는 갑자기 기가 죽어 말문이 막힐 것이다.

13. 0000 남성들

서양의 남자는 약속장소에서 연인을 만나면 첫마디가 "오늘 스타

일 좋다."라는 식으로 인사를 한다. 그러나 우리나라 남자는 찬사에 인색하다. 내가 알고 있는 프랑스의 어떤 남자는 아내가 절구통처럼 뚱뚱한데도 "오! 나의 값진 보석이여"라고 찬사를 한다. 나는 의아했다. 누가 보아도 아무렇게나 뭉쳐놓은 메주 같은데 어떻게 저렇게 말을 할 수 있을까? 이상했다.

우리나라 남편은 아기라도 태어나면 누구누구 엄마, 여보, 봐. 빈곤하기 이를 데 없다. 우리나라 남편의 표현이 서툴고 인색한가? 그 이유는 신중한 표현이 남자의 미덕으로 생각되었기 때문이다. 말수가 적은 사람은 점잖은 사람으로 여겨졌고 남의 말을 하지 않는 것을 미덕으로 생각했기 때문이다. 또한 남자는 입이 무거울수록 좋다고 했다. 이와 같은 결과 감정표현이 서툴고 표현도 어색한 것이다.

이탈리아의 남자처럼 부딪치고 행동하지 않으면 손해를 본다. 프랑스의 남성은 풍부한 화제를 준비한다. 우리나라 남자는 사랑을 고백하는 날에도 단정한 옷차림을 하고는 무미건조하기 이를 때 없이 행동하며 좋아도 좋다고 표현을 잘 못 하는 것이다. 오랜만에 부인과 단둘이 있을 때 분위기를 잡는 부인의 말에 "치라(그만해라), 밥이나 먹자." 라고 무뚝뚝하게 대꾸를 한다. 분위기를 잡던 부인은 무색하고, 밥상에 반찬 한 가지라도 더 차릴 수 있는 기회를 없애는 것이다.

여성의 입장에서든 박정한 남편이 쌀쌀하고 얄미울 것이다. 그러나 오해는 하지 말아야 한다. 본심은 다정다감하지만 유교적 사상의 교육에서 나오는 관습으로 표현력이 부족한 것이다. 이런 남편을 오랜 시간 동안 천천히 훈련시켜서 풍부한 표현력을 갖게 해야 할 것이다.

14. 화장실에서 신문을 읽기 좋아하는 남편

화장실에서 신문을 읽는 사람 중에는 남자가 많은 것 같다. 왜 이런 행동을 하는지 궁금할 것이다. 인간 체내에서 배출을 할 때 배출하는 종류에 상관없이 즐거움을 느낀다. 그런데 여성은 배출을 사무적으로 처리하려고 하지만 남성은 본래 낭만주의적이라 자신의 배출조차 미적 감성을 곁들이는 것이다.

남성은 여성처럼 배설물이 더럽다는 생각을 하지 않는다. 그래서 신문을 가지고 유유히 화장실에 갈 수 있다. 어디까지나 사적인 취미이고 나 홀로의 공간임을 즐기고 만끽하는 것이다.

그래서 화장실을 개조하는 남성이 있다. 각종 인테리어를 하는 경우도 있다. 제주도에서는 이층구조로 만들어서 배설물을 투하하면 돼지가 받아먹을 수 있는 나름의 정화 방법과 처리방법을 쓰며, 한편으로는 동양적이기도 한 이 광경이 꽤 친환경적이고 정감 있는 방법 중 하나이다.

본론으로 돌아가서, 남편은 이처럼 화장실의 공간을 도피처, 유일한 안식처로 생각하는 경우도 있다. 부인의 잔소리, 상사로부터의 잠시 해방, 복잡한 일상에서 유일한 나만의 시간과 공간인 것이다. 정신분석학적으로 어린이가 화장실 근처에서 놀기를 좋아한다면 항문기 단계라고 한다. 남성은 아직도 항문기적 단계를 벗어나지 못하고 있는 것이다. 그러므로 화장실에서 신문을 보는 남성을 이해해주기 바란다.

15. 못된 꾀를 잘 피우는 사람

남성과 여성 중 지혜가 많은가? 누가 더 지혜가 많다고는 하기 어렵다. 그러나 남성이 못된 꾀는 더 많지 않은가 생각된다. 사기, 탈세, 뇌물, 출장비 날조, 허위영수증 작성 등 크고 작은 꾀를 많이 부린다.

어느 신혼 가정에서 생긴 일이다. 신랑이 모임이 있어 늦을 것이라고 하고는 다음 날이 되어 돌아왔다. 어디서 누구랑 있었나 궁금한 신부는 친한 친구 세 명에게 전화 확인한 결과, 각자 자기 집에서 함께 있었다고 대답을 했다. 어떻게 하루 저녁에 세 집에서 잘 수가 있단 말인가? 동에 번쩍 서에 번쩍 하는 홍길동이 아니고선 불가능한 것이다. 남자를 감싸는 친구들의 잘못된 꾀가 신부 입장에선 괘씸하고 농락당한 느낌일 것이다.

남성의 이런 행동의 근본적인 이유는 첫째, 아담은 사냥을 하고 이브는 집을 지키며 길쌈을 하던 사회적 경향 속에서 살았다는 것을 말할 수 있다. '아' 하면 '어' 하는 남성끼리의 연대의식이 발달하고 성장해서 못된 꾀가 나온 것이다.

둘째, 월급 이외 부수입을 부인 모르게 쓰는 것이다. 마치 부수입으로 친구와 술을 마시고 놀 때는 능력 있는 남자처럼 우월감을 느끼는 것이다. 부수입조차 아내에게 갖다 주는 사람은 현명한 것이지만 남자 사이에서는 쪼다, 공처가, 꽉 막힌 사람 취급을 받는다. 때론 이런 공처가도 못된 꾀를 쓰는 남자라는 것을 잊지 말아야 한다. 그러나 결국 남자도 친구를 위할 줄 아는, 착한 사람이라는 것을 잊지 말아 주면 좋겠다.

16. 놀이에 열중하는 남성

　남자 중 놀이와 놀기를 잘하는 사람을 여성은 불성실한 사람이라고 생각하는 경우가 있다. 남자는 놀이를 하면서 자랑도 하고, 우쭐대기도 한다. 결국 일할 땐 열심히 하고 놀 땐 놀 줄 아는 멋진 사람이라고 보이고 싶어 하는 것이다.

　새로운 것과 신기한 것에 열정을 가진다. 이런 심리는 어린이의 수행능력이 발달하는 시기부터 나타나며 처음에는 술래잡기, 뛰어다니기가 가장 재미있다고 생각하나 차츰 뛰어다니는 것은 급할 때의 이동 방식으로나 여긴다는 것이다. 이처럼 어떤 일에 순간적으로 몰두하는 것은 아동심리이자 여러 남성의 심리이기도 하다. 시내 중심지에서 간혹 장기나 바둑판 주위로 모여 있는 남성을 볼 수 있다. 그리고 훈수를 두다 싸움을 하는 것도 볼 수 있다.

　남성은 여성보다 돈과 여가를 가지고 있다. 여성은 쇼핑과 실리를 추구하면서 여가를 보낸다. 그러나 남성의 경우 취미는 취미라는 것이다. 게임에서 돈을 따면 "여보, 게임에서 돈 땄어"라고 말을 하는 것은, 돈이라는 실리로 아내에게 게임을 한 정당성을 설명하는 것이지만 남자의 속마음은 게임 그 자체이다. 게임에서의 승부욕이 남자가 게임을 즐기는 이유인 것이다.

　장기판의 예가 그렇다. 한 수 물러달라고 옥신각신하다가 결국은 싸움이 된다. 유치하게도 보이지만, 이것이 남자들의 승부욕에 대한 심리인 것이다.

17. 베풀기 좋아하는 남편들

"자 마셔 오늘은 내가 쏜다."

호기롭게 술값을 내고 다음 날 내가 왜 그랬을까? 후회하는 남자를 볼 수가 있다. 남자들은 인색하다고 낙인찍히는 것, 금전에 집착하는 것처럼 보이는 것을 제일 치욕스럽게 생각한다. 막상 음식값 지불할 때 각자 자기가 먹은 만큼 낸다면 어딘지 자신이 작아지는 느낌이다. 쥐꼬리만 한 월급임에도 호기를 부리는 모습이야말로 억압에 대한 감정의 발로인 것이다.

난 쥐꼬리 인생이 아니야. 나도 이렇게 멋지게 한턱 낼 수 있는 남자야, 라고 하는 초라한 자신의 환경에 대한 반발이라고 할 수 있다.

정말 돈이 많은 사람은 돈을 함부로 쓰지 않는다. 오히려 인색한 것을 주변에서도 볼 수 있다. 굳이 돈으로 호기를 부리지 않아도 모두에게 능력있는 사람으로 인정받고 있다는 사실을 알기 때문이다.

차후 돈으로 인해 쪼일 것을 알면서도 호기를 부리는 이런 서민적인 감정을 가진 남자는, 그럼에도 인간미가 있다. 더치페이를 좋아하는 남자들은 너무 까다롭고, 속마음이 작을 수 있으므로 남편감으로는 한 번쯤 생각해보아야 할 것이다.

18. 도박심이 강한 남자

대부분 도박과 게임을 즐기는 사람은 남성이다. 장기, 바둑, 스포츠 등과 남의 연애사 등에도 내기를 하는 것이다. 내기를 하는 심리는 무엇인가?

첫째, 덜렁쇠 기질이 있기 때문이다. 여성은 실패의 경우를 염두에 두고 이성적인 생각을 하나 남성은 자기의 행운, 성공의 경우를 시험하고 싶은 것이다. 내기를 할 때 남성은 설렘과 흥분을 갖는다. 여성이 결과를 기다린다면 남성은 그 과정 속의 흥분과 설렘을 즐기는 것이다. 일진일퇴, 추격전, 막상막하… 등으로 쾌감을 느끼는 것이다. 스트레스 해소를 하는 도구라는 것이다.

둘째, 생활상의 변화를 요구한다. 화끈하고 재미있는 게 없을까? 새롭고 신비로운 것을 찾는 남성들 중 일부가 게임과 도박을 접하는 것이다. 일상의 복잡함에서 벗어나 새로운 느낌을 갖는다고 한다.

자기 일에 충실한 사람은 도박에 접하지 않는다. 설령 접해도 가벼운 놀이 정도로 생각한다. 무슨 일이든 쉽게 한탕주의에서 비롯된 사람들이 도박에 손을 대고 패가망신하는 것이다. 이런 남자는 배우자감으로는 피해야 한다. 고치면 되지 하는 생각조차도 위험한 것이다. 만약 그렇지 않고 남자가 생활에서 가벼운 놀이수단으로 가볍게 즐기는 것이라면, 여성 여러분도 넓은 아량으로 이해해주길 바란다.

19. 허풍을 떠는 남자

허풍쟁이는 여성보다 남성이 더 많다. "앉은 자리에서 말술을 먹는다"니, "10 대 1로 싸워서 이겼다." 등등의 허풍을 떠는 이유는 자기 과시욕에서 나온다고 볼 수 있다. 허풍쟁이는 자기 이야기를 듣고 감탄하는 모습을 즐기는 것이다. 자기도취를 즐기는 사람이 허풍쟁이가 많다고 한다.

어느 남편이 초등학교 동창회에 갔다 와서 아내에게 말을 한다. "아! 여자애들이 어찌나 나와 함께 춤추자고 줄을 서는지 곤란했어." 라는 말을 아내에게 하는 심리가 무엇일까? 나는 아직 힘 있고 남자답다고 당신도 내게 잘 해달라고 하는 심리이다.

한편 "여자에게 인기가 많았다고요? 여자가 춤추자고 줄을 섰다는 말, 허풍인 거 다 알아요."라고 말하는 아내는 없을 것이라고 생각한다. "일도 잘하고 모임에서도 인기가 있는데도 이성을 잃지 않았다니 참 멋지다."라고 현명하게 말을 할 필요가 있다.

그러나 직장 내 여성에게 인기가 있다고 허풍을 떤다면 가정 파탄의 원인이 될 수 있다. 그러므로 때와 장소를 가려서 허풍을 떨어야 한다는 것이다.

20. 남자는 흥분을 잘한다.

남성의 경우는 갑자기 열을 내서 술과 담배를 끊을 것이라 한다. 새해가 되면 새로운 결심을 하는 남성이 많다. 또한 벽에 격언을 붙이는 사람도 많다. 왜일까? 지키기 어려운 약속을 결심하는 것은 정말로 할 수 있다고 생각하기 때문이다. 내일에 희망을 거는 것. 이것이 낭만주의다.

금연을 한다, 승진을 한다 등 현실적으로 보면 하기 어려운 일을 하겠다는 것은, 실력도 없고 형편도 없는 주제를 망각하고 꿈을 꾸는 것으로 낭만주의자라고 부를 수밖에 없는 것이다. 아무리 큰소리를 쳐도 용두사미밖에 안 될 것인데 요번만은 한다고 말하는 돈키호테 같은 경우이다. 우직하게 밀고 나가는 형이 있고, '내일 하면 되지'하는 낭만주의자가 있다. 맹세했던 일이 흐지부지해도 이렇게 말한다. "젠장, 다음에 하지"라고.

이런 증상은 성격학에서 말하는 조울성 경조형 기질이 많이 나타난다. 작심삼일을 일소에 그친다는 것은 다소 이상하기도 하지만 일반적으로 남성은 여성보다 이론적으로 이끌어나가는 경향이 있다. 하루하루 알 수 없이 살아가는 것을 싫어한다. 위인의 일대기를 들으면 자신도 그 사람처럼 살고 싶어서 열정을 태운다. 단 그것이 오래가지는 않는다는 것이다. 남자는 자기의 주장을 세우는 것을 좋아할 뿐이다.

자기는 작심삼일이면서 상대에게는 지속되길 강요하는 것은 모순적 삶이다. 그러나 작심하지 않는 것보다 단 3초라도 작심을 하는 것이 나은 것이다. 지키든 지키지 않든 우리는 찬사를 보내야 한다.

21. 아는 척하는 남자

'텅 빈 수레가 소리가 요란하다.' 한 가지밖에 모르면서 열 가지를 아는 척 말을 한다. 가보지도 않았으면서 가본 척 세상일에 통달한 듯 이야기를 한다.

얼마 전 젊은 연인의 이야기를 들은 적이 있다. 영화를 보고 왔는지 젊은 청년은 영화에 대한 이야기에 열을 올리고 있었다. 대부분 유명한 평론가의 이야기를 옮기고 있는 것뿐이었다. 그래도 마치 자기의 느낌인 양 이야기하는 게, 잘 보이려고 애쓰는 행동이 여자에게까지 뻔히 보일 정도였다.

아는 척하는 사람의 공통적인 특징은 우월성을 나타내고 싶어하는 것이다. 비평을 한다는 것은 잘난 척하기에 가장 좋은 소재일 수 있다. 단, 30%가 비평이라면 70%는 칭찬을 해야 한다고 생각한다.

다시 주제로 돌아와서, 남자라는 것은 '해박하시네요. 원리원칙을 잘 지키시네요.'라고 듣고 싶어한다. 특히 애정이 있는 여자에게는 더 잘 보이고 싶은 것이다. 이럴 때 가만히 듣고 있거나 약간의 장단을 맞추어 주는 것이 현명하다. 자칭 인텔리라고 하는 남성은 사랑을 고백하기 전에 교양 정도를 표시하고 싶어한다. 이것은 연애 심리의 공리인 것이다.

저자가 너무 심한 이론을 이야기하거나 모든 사람이 그렇다고 꾸짖는다면 양해를 구한다. 저자 또한 아는 척하기를 좋아하는 한 명의 남성일 뿐이니까.

22. 자랑하기를 좋아하는 남자

저자가 이 대목에서 말하고자 하는 것은 다음과 같다. 남자란 사회적 성인욕구가 강하고 소아적 욕구도 가지고 있다. 사회적 성인욕구라는 것은 자신이 타인으로부터 존중과 칭찬을 받고 싶은 것이다.

이 욕구가 잘 관리된다면 바람직한 일이지만 대부분이 욕구에 도리어 붙잡혀서, 즉 소아성 현시 욕구에 사로잡혀 우스꽝스러운 거드름을 피우고 있는 것이다. 자신의 부모를 내세우고, 분수에 맞지 않는 여자를 탐내며, 사람을 막무가내로 부리고 싶어한다.

일반적으로 능력 있는 사람일수록 겸손하다. 자랑하지 않아도 사회적으로 인정받고 있고 주위 사람이 뭐라 해도 자기 자신을 신뢰하고 있기 때문이다. 예를 들어보면 높은 지위에 있을수록 겸손하다. 그러나 무능력한 상사는 자기자랑에 여념이 없다. 자기를 인정해달라는 심리인 것이다. 자신감이 결여되었다는 것이다.

자랑하는 방법에도 여러 가지 방법이 있다. 자신이 장점을 자랑하는 과시형이 있다. 현시성 성격의 소유자로 허영심에 가득 찬 성격일 것이다. 또는 가지고 있는 물건에 대해서 자랑하기도 하고, 스치듯 만난 유명 인사를 마치 잘 아는 양 자랑하기도 한다.

상대방의 결함이나 실수를 지적하는 지적형이 있다. 대항성 성격이다. 은근히 자랑하는 형이다. "저같이 못난 사람이지만 그러나," 하면서 자기를 자랑하는 것이다.

가장 불쌍하고 안타까운 것은 자랑할 것이 없으면서 자랑하는 것이다. 가령 정치가가 호탕한 척 웃어대는 것이다. 약한 개일수록 강하게 짖는다는 격언을 명심해야 할 것이다.

23. 융통성 없는 남자

원리원칙주의자이다. 자기의 방식을 고집한다. 이로 인해서 본뜻은 없어지고 타인의 질책을 받는 경우가 발생한다. 어린애와 같은 존재이기 때문이다.

영국의 남성은 실리주의를 택한다. 우리나라는 양반의 전통을 이으려는 듯 버티기를 좋아하고, 오기로 참고 틀린 길인 것을 알면서도 고집한다.

　헤어지고 싶으면 언제라도 좋다고 말하지만 진심은 그렇지 않다는 것을 여성 여러분은 알아야 한다. 그녀에게 좋아하는 사람이 생긴 건 아닐까 하면서도 전화도 못 하고 끙끙대면서도 참는 것이 남자니까. 떠나는 사람에게 영혼 같은 것은 팔지 않는다. 미련을 갖는 것은 수치라고 생각한다. 남자 세계에는 이러한 나름의 법칙이 있어서 그것을 실천하면 "남자답다", "역시 최고야"라는 찬사를 받는다.

남자친구에게 해서는 안 될 말이 세 가지 있다.

1. 당신은 남자답지 않다.
2. 당신은 쩨쩨해요.
3. 당신은 너무 약해요.

남자다운 근본적인 성향을 부인 받는 것이다. 고집이 세고 지기 싫어하는 남자지만 때로는 어처구니없는 약한 면을 가진 사람이다. 쓸데없이 고집을 부리는 남성이 있다면 따뜻하게 타일러주기 바란다.

24. 고집을 부리고 싶어 하는 남성

'내 걱정은 하지 마세요, 이건 사나이의 뜻입니다.' 남자는 자기주장에 고집을 부린다. 하찮은 일에도 체통을 세우려는 짓을 한다.

어느 학교에 두 선생의 다툼이 있었다. '돈봉투를 받아라.' '받지 않겠다.' 서로 옥신각신하면서 두 책상 경계선에 놓인 봉투를 먼지가 내려앉도록 방치를 했다는 이야기다.

　미국의 한 심리학자는 도저히 자기네 나라 심리로는 이해가 되지 않는다고까지 할 정도다. 심지어 정신병원에서나 볼 수 있는 경우라고 했다. 어떤 일에서 자기주장을 관철시키려는 습관을 가지고 있다. 이 또한 남성의 속성인 것이다.

여성

1. 여자는 키 작은 남자를 싫어하는가?

저자는 20여 쌍을 중매를 했다. 여기서 모든 여성은 키가 작은 남자를 싫어한다는 공통점을 발견했다. 현대 여성은 결혼 조건에 엄격한 조건을 내세우고 있다. 학벌, 경제 수준, 직장, 가족관계, 월수입까지 따지고 있다. 여자 입장에서는 노처녀가 되면서 조건이 완화되는데 유독 바뀌지 않는 것은 남성의 키다. 내 키보다 한 뼘 정도 커야 한다는 것만큼은 양보가 없다.

이유는 두 사람이 타인에게 받는 시선이라는 것이다. 이것은 여성의 허영심이다. 배우자를 선택함에 있어 본인의 의지만큼 주변의 의견도 중요하다는 것이다. 주위에서 인정을 받고 싶은 마음인 것이다.

둘째, 여성은 의지할 수 있는 믿음직한 남자를 바란다. 기대고, 의지하고 싶은데 작은 키를 보면 그럴 마음이 생기지 않는다고 한다. 물론 일부의 이야기고 성격, 나이 차나 개인의 취향 차이에 따라 많이 다르다. 또한 결혼 배우자 결정 시 조건에는 2세에 대한 걱정도 염두에 두고 있는 것이다.

　며칠 전 소개팅을 해 준 적이 있다. 결과가 궁금해서 아가씨에게 물어보니 남자가 다리가 너무 짧고 걸음걸이가 노인네 같다는 것이다. 그토록 긴 다리를 원한다면 아프리카에서 기린과 결혼하라, 권하고 싶다. 키가 작은 남성이 기가 죽을 필요는 없다. 세상을 향해 이렇게 말해주듯이 살아라. '키가 작은 것이 무엇에 문제가 된다는 말인가. 내가 살아가는 모습이 봐라.'

　여성들이 동경하는 것은 박력이 넘치는 모습이다. 키는 작지만 당당하고 가슴을 쫙 펴고 씩씩하게 걷는 모습에서 남성적인 매력을 느끼는 것이다. 아마도 사람에 대한 안목이 있는 여성이라면 외모보다 자신의 삶에 당당한 사람을 배우자로 선택할 것이다.

2. 강압적인 남자에게 약한 여자

　연애의 성공은 공격을 해야 한다는 이야기가 있다. 흔한 표현으로는, 열 번 찍어 안 넘어가는 나무 없다. 첫째도 공격, 둘째도 공격, 셋째도 공격에 결국 여성은 넘어오고야 만다. 한 여성심리 학자는 이성에게 얻어맞으면서 쾌감을 느끼는 변태 성욕을 가지고 있다고 했다.

　그러나 이 말은 다르다고 생각한다. 남자가 적극적이라면 여자는 도망가려고 한다. 남자가 체념하지 않고 더 적극적으로 행동한다면 처음에는 뻔뻔스럽고 징그럽다 하다가도, 어느 순간 여자는 새로운 감정을 갖기 시작한다. 박력 있고 끈기 있다고.

　그리고 어느 순간 그 남자와 함께하고 있을 것이다. 이 정도쯤은 남성도 상식적으로 알고 있다. 여성은 사랑하기보다 사랑받기를 원하는 것이다. 그래서 여자에 대해서는 용감한 행동을 하다가 포기를 하면 소심한 사람이라고 낙인이 찍히는 것이다.

남성이여, 용기가 생기는가? 이 방법으로 계속 밀고 나가자! 라고 생각한다면 노파심에 한마디 하겠다. 돈키호테처럼 앞을 내다보지 못하고 돌진만 한다면 실패하고 만다. 성난 파도처럼 강하게 밀어붙일 때 성공할 수 있을 것이다.

3. 사랑하는 남자를 싫어하는 척하는 여자

이 선생님은 좋은 사람이라 좋아하게 되었어요. 여성이 이런 말을 가볍게 입에 올릴 때 남성은 그녀가 자신을 좋아한다고 착각해서는 안 된다. 그 말을 분석해보면 경솔함과 다소의 모멸감이 있다.

여성이 진정 사모하는 남성이 있다면 '좋아합니다'는 말 한마디 하지 못한다. 오히려 싫어하는 척할 것이다. 그 까닭은 어디서 오는 것일까? 여성 특유의 기질이라고 해석하면 안 된다. 연애 경험이 많은 여성의 경우는 순진한 척 기교를 부릴 수 있겠지만 정말 순진한 여성이라면 수줍은 것이다.

한 여성과 남성이 직장에서 알게 되었다고 하자. 아무 관계가 아니었을 때는 농담도 하고 웃기도 하던 것이, 특별한 감정이 생기면 여성은 사랑을 받고 싶다는 충동을 느낀다. 내성적인 여성은 자신의 감정이 들킬까 봐 반작용으로 다른 사람과는 잘 지내지만, 그 사람과는 서먹서먹하게 지내게 된다. 소설이나 영화에서 보았던 이성 간의 사랑을 보아왔지마는, 스스로 이와 같은 체험을 하게 되는 것은 당황스러운 일이 아닐 수 없다.

부끄러움은 상대에 대한 마음도 있겠지만 자기 자신에 대한 것이기도 하다. 동료로부터 '누구를 좋아하니', 라고 질문을 받는다면 당황하거나 또한 혼자 있을 때는 공상의 나래를 펴기도 한다. 이와 같이 여성의 마음은 섬세하다.

'거짓말 마세요, 여자는 남자보다 뻔뻔스러워요.'라고 말하는 남성도 있다. 세상 모든 여성을 싸잡아서 욕하는 것은 옳은 일이 아니다. 여자를 순수하지 못하게 만든 것은 남자의 책임인 것이다. 옛날이나 지금이나 여자의 마음은 고요의 미덕을 가지고 있다.

4. 분위기에 약한 여성

무드에 약하다는 것은 여자의 머리가 나쁘기 때문이라고 말하는 경우도 있다. 그러나 좋고 나쁘고 관계가 없다.

첫째, 여성은 일반적으로 무드에 약하다. 이유는 여성들이 섬세하다는 것이다. 외부로부터의 자극을 섬세하게 받아들이며 굴절과 반응을 나타내는 것이다. 연못에 돌을 던지면 풍덩 하면서 소리를 내는 것이 남성이라면 여성들은 파문과도 같다.

둘째, 판단보다는 감성적이다. 이치나 도리로 생각하기보다 느낌으로 받아들이는 경향을 가지고 있다. 실제의 모습이 아니라 인상으로 받아들이고 있다.

셋째, 남성은 나체 사진 등으로 성적 충동을 느끼지만, 경험이 없는 여성은 사진만으로 흥분을 하지 않는다. 여성은 수동적이다. 감각적이고 다원적이다.

예를 들어 성감대가 남성은 집중적이지만 여성은 다원적이고 분포적이다. 성기 이외에 여러 곳에 상당히 많은 곳에서 성감을 느낄 수 있는 것이다. 따라서 눈에 보이는 것, 피부에 느끼는 것, 귀에 들리는 것, 접촉되는 모든 것이 융합되어 기분에 사로잡히는 것이다. 대체로 여성이 무드에 약한 것은 심리적인 현상인 것이다.

여성들은 연애를 하게 되면 연애를 아름답게 꾸미려 한다. 자신이 소설이나 드라마의 주인공이 되고 싶은 심리에 감미로운 음악과 붉은 융단이 깔린 영화관, 야경이 멋있는 스카이라운지 등을 좋아하고 때론 옥탑방조차도 무드의 장소가 된다.

이것이 남자가 쳐놓은 덫임을 여성은 알아야 한다. 선심공세에 '이 분이라면' 하고 인생을 맡긴다는 것은 위험하다. 이것은 슬기로운 여성의 선택이 아니다. 여성은 달콤한 말을 듣고 싶어 하고 남자는 화술로 여성을 매료시킨다. 말은 밑천이 드는 것은 아니라 얼마든지 달콤한 말을 할 수 있다. 그들의 특기는 여성을 공략하는 방법을 예리하게 판단하는 것이다.

오빠처럼 대하거나, 천하에 당신만이 최고라거나, 차를 해변으로 돌려서 해돋이를 본다는 등 영화 속의 주인공인 양 대해 주는 것이다. 단수가 높은 남성은 결혼하자는 말을 쉽게 하지 않는다. 다만 여성 스스로 마치 결혼을 무언의 약속처럼 느끼게 할 뿐이다. 등산을 가서 산 밑의 그림 같은 집에서 살고 싶다, 백화점의 가구점에서는 '이 침대 예쁘네요, OOO 씨는 어떤 침대가 좋아요?' 지나가는 아기를 보면 참 예쁘다고 말한다.

여성이여, 정신 차려야 한다. 저런 말에 속을 바보는 아니라고 생각한다. 18세기 영국의 문학가 찰스 램이 했던 한 마디를 선물로 주겠다.

"속아 넘어가기 위한 가장 확실한 방법은 자신이 타인보다 현명하다고 믿는 것이다."

5. 여성은 나쁜 남자에게 반하는가?

우리 주변에서 남자의 눈으로 볼 때는 아니꼽고, 거만한 남자가 여성의 인기를 독차지하는 경우를 많이 볼 수 있다. 또한 예를 들어 내시처럼 가냘픈 목소리를 내면서 생글생글 웃는 녀석, 외계인 안경테와 향수를 뿌리고 다니는 녀석을 여자는 좋아하기도 한다. 이와 반대로 '저 녀석은 착한 놈이야! 결혼하면 어떤 여자인지 땡잡는 거야' 하는 남자가 여성에게 외면을 당하는 것이다.

그렇다면 그 까닭은 무엇인가? 여성이 가진 남성 감시관이 꽤 정확하지 못하다고, 능력 있는 남자는 불평을 할 것이다. 그런데 아니꼬운 남성을 좋아하는 이유가 있다.

그들은 관찰해보면 첫째, 여성을 표면적으로 존중할 줄 안다. 그들은 여성에게 친절하다. 가려운 곳이 어디인지 잘 안다. 결코 여자들의 의사에 역행하는 법이 없다는 것이다. 기분을 상하게 하는 말은 하지 않는다.

그러면 당신은 어떤가? 여성을 얕잡아 보지 않는가? "여자 따위가⋯"라는 말을 함부로 내뱉고 있지 않은가? 여성을 비판하고 있지 않은가? 그러니까 당신들이 인기가 없는 것이다.

둘째로 그들은 여성에게 친밀감을 느끼게 하는 기술이 뛰어나다. 복도와 엘리베이터에서 마주치는 여성에게 거리낌 없이 이야기를 한다. 상대가 적대감이나 불쾌감을 느끼지 않게 매끄러운 화술과 상대방의 관심과 흥미를 알아내면서, 상대를 기분 좋게 치켜세우기도 하며 자연스럽게 "xxx 레스토랑을 갔는데 우아한 xxx 씨에게 잘 어울릴 것 같아요, 언제 시간을 내주시면 제가 모시겠습니다." 벌써 저녁 약속을 잡은 것이다.

당신은 어떤가? 멋쩍고 쑥스러워 말을 하지 못할 것이다. 마치 결투하듯이 음악회나 영화표를 내밀면서 "오늘 입장권이 생겼습니다. 00월 00일 0시에 어디서 만납시다."라고 사무적으로 대하는 것이다. 막상 순조롭게 데이트를 성공한다고 해도 당신은 다음 단계를 진행시키기에 무척 어려울 것이다. 그러나 아니꼬운 녀석은 여성을 요리해 나간다.

이제 납득이 가는가? 생리적으로 아니꼬운 녀석처럼 하기는 어려울 테다. 그러나 최소한, 여성에게 친절하게 대해야 할 것이다.

6 독선적인 여성

여성의 경우 남성보다 부드럽고 섬세해야 할 텐데 뜻밖으로 독선적인 사람이 많다. 요즘 아파트의 모임이나 친척, 친목모임에서 남편과 자식의 자랑을 빼놓을 수가 없다. 주변 사람 아랑곳없이 자랑을 한다.

저녁에 남편이 들어오면 부인은 이야기한다. 텔레비전에 허영심 많은 여자가 나와서 아나운서가 일요일에 무엇을 하냐고 묻자 '백과사전을 읽는다'고 이야기하더라고. 꽤나 아들 자랑을 하고 싶은가 봐. 남편이 묻지도 않은 말에 혼자 말하고 웃고 하는 것이다. 물론 하루 종일 기다린 남편이 왔고 이야기를 하고 싶었던 것은 이해가 간다. 그래도 남편에게 재미있는 이야기는 아닐 것이다. 만약 남편이 맞장구라도 쳐주는 사람이라면 그래도 그는 만담가가 될 수 있는 소질이 있는 사람이다.

미혼여성이라고 해서 예외는 아니다. 며칠 전 퇴근 전에 한 쌍의 남녀가 버스에 오르자 여자 쪽에서 남자를 보고 화가 나서 "나를 어떻게 보는 거냐"고 쏘아붙인다. 여자는 주위에 신경을 쓰지 않고 큰 소리로 말을 하는 것이다. 남자는 그걸 의식해서인지 조용히 "네가 화가 난 이유를 알겠어"라며 여자의 말을 자제시키려는 듯 했다. 그러나 여자는 끊임없이 큰 소리로 이야기를 했다. 예를 들기 시작하면 말 그대로 "끝이 없다."

여성은 왜 이처럼 자기 멋대로 하는 것일까? 근본적인 이유는 자기중심적인 성향이 강하다는 것이다. 여성에게 오해가 없도록 하자면 여성이 이기적이라고 말하는 것은 아니다. 자기만 좋으면 남들은 어떻게 해도 좋다는 것이다. 여기에는 그래도 자신과 타인이 정확히 구별되는 것처럼 보인다.

그럼에도 자기중심적이라는 것은 자신과 타인의 구분이 명확하지 않다는 것이다. 자신이 그렇게 함으로 상대도 그럴 것이라는 생활

방식이다. 어린아이가 술래잡기를 할 때 머리만 감추면 몸을 노출시키더라도 자기만 술래를 보지 않으면 술래도 자기를 못 볼 것이라는 생각과 비슷하다.

추운 겨울날 마당에 모닥불을 피우고 있는데 4살 된 아들이 뛰어와 '아빠 추워' 하면서 옆으로 왔다. 아빠는 아들의 두 손을 따뜻해질 때까지 꼭 잡아주었다. 손이 따뜻해진 아들은 말한다.

'아빠 손 따뜻해졌지요, 내 손 따뜻해.'

마치 자신의 손이 따뜻하니까 어른인 아빠의 손도 따뜻해졌을 거라는 자기중심적인 이야기다. 이와 같은 잘못을 여성이 저지르고 있다.

'오늘 포상금 탔으니까 한턱 낼게요, 0시까지 00로들 오세요.'

다른 사람의 생각이나 의견을 묻지 않고 일방적인 통보다. 일말의 악의도 없지만 상대의 입장에서 생각해 볼 필요가 있다.

어느 잡지사 여기자가 저자를 인터뷰하고자 집에 찾아왔다. 그녀는 차에 문제가 있는지 서비스센터에 전화를 해서 수리를 요청하는 것 같았다. 그런데 위치를 알려주는 그녀의 태도에 적잖이 불쾌했었다.

"어느 어느 개발지역에 어디쯤 되는데 길이 많이 안 좋고 교통이 혼잡한 지역입니다."

저자의 집이 찾아오기 어려운 곳이라는 것임을 불평하는 것 같았다. 그 여자가 교양이 있었거나 남을 배려하는 마음이 있었다면 저자 앞에서 그렇게 말하지는 않았을 것이다.

7. 군것질을 하기 좋아하는 여성

여성이 순진하고 아름다워 보일 때는 맛있는 음식을 먹을 때다. 군것질을 하지 않는다고 말하는 여성은 먹는 취미가 없는 것이 아니라 살이 찔까 봐 자제하는 것이다. 왜 이처럼 여성은 틈만 나면 입을 가만히 두지 않는 것일까? 갓난아이는 몇 가지 반사운동이 있는데 그 중 흡입반사라고 입 주변에 무엇인가 닿으면 빨려고 하는 것이다. 이런 습성의 잔재라고도 볼 수 있다.

음식을 만들거나 먹을 때에 맛, 색깔, 향기 등에 예민하기 때문이다. 남자가 배고픔을 채우기 위해 음식을 먹는다면 여성도 마찬가지로 허기를 달래기 위함도 있지만 그 자체를 즐기는 것이다.

세상은 남자의 중심으로 돌아가고 있고 다양하게 놀 거리와 스트레스를 해소할 방법이 있다. 그러나 여자에게는 상대적으로 억압적인 것이다. 그래서 나름의 해소 방법이 음식을 즐기면서 먹는 것이다. 그러나 곰곰이 생각하면 먹으면서 즐기고 먹는 동물은 인간뿐이다. 이와 같은 취미는 고상하다고 할 수 있다.

8. 점을 믿는 여자

여성 잡지에는 대부분 각종 점괘가 실려 있다. 거리와 뒷골목에서 철학관, 타로, 신점 등의 점 보기를 좋아하는 여성이 많다. 잡지에 나온 이달의 운세를 기준으로 이달의 계획을 세우는 여성은 없을 것이다. 그래도 대부분 여성은 관심을 가질 것이다.

여성이 점에 관심을 가지는 이유는 불안감과 기대감 때문이다. 복잡하고 힘든 세상에 '좋은 일은 없을까?', '이 남자와 결혼하면 행복할 수 있을까?', '하고 싶은 일은 이루어질 것인가?' 그리고 새로운 일을 시작할 때의 불안함 등 때문에 관심을 가지는 마법 같은 이야기다.

A 여성 잡지 - 이번 주에는 적극적으로 도전해 보십시오.
성공할 것입니다. 그러나 강행하는 것은 금물.
B 여성 잡지 - 이번 주는 조심해야 합니다.
정해진 약속이 아니라면 응할 필요가 없습니다.

C 잡지에는 또 다른 말이 실려 있다. 이와 같은 것을 보더라도 점괘가 얼마나 엉터리인지 알 수 있다. 여성들은 여러 종류의 잡지를 읽어보고 자신에게 알맞은 것을 골라서 혹시나 하는 기대를 가지고 있는 것이다.

애초에 점이라는 것이 맞을 확률은 반반이다. 점쟁이들은 주변에 흔히 일어나고 누구에게나 일어날 수 있는 일을 말해주는 것이다. 즉 그 상황에 맞게 말을 하는 것이다. 여성이 점을 좋아하는 이유를 알아보면, 첫째로 암시에 걸리기 쉽다. 둘째, 권위에 약하고 신비성을 좋아한다는 것이다. 그래서 점쟁이는 역사와 유명한 인사 등에 더불어 장엄한 의복과 기괴한 부적 등을 이용한다.

여성은 남성보다 장래에 대한 불안감이 크다. 그것은 결단력이 부족하기 때문이다. 고민을 하다가 운명을 하늘에 맡긴다는 것이다. 결국 타인에게 의지하는 것이다. 점쟁이는 이런 심리를 이용하여 신의 대변자가 되기도 한다. 고민의 선생 노릇을 하기도 한다. 그들이 마지막으로 희망적인 이야기를 하거나 구제의 방법을 말하거나 부적을 쓰는 것이다. 여성은 재미있다며, 심심풀이라고 말은 하지만 그 심리에는 의존적인 마음이 있다. 여성은 자주심을 확립해야 할 것이다.

9. 방향감각이 둔한 여성

친구 집을 다녀오고 '참 멋지다, 나도 결혼해서 저런 곳에서 저렇게 꾸미고 살아야지'하는 갖가지 생각을 한다. 그러나 버스는 집과는 반대 방향으로 가고 있다. 방향이 틀린 것을 알았을 땐 이미 다른 곳으로 가고 있다. 이와 같은 실수는 여성 전용이 아닌가 한다. 백화점이나 레스토랑을 나서면서 동쪽과 서쪽 구분이 되지 않아 한참 동안 망설인다. 어째서 여성은 방향감각이 둔한 것일까?

방향감각은 시각운동, 지각, 감각의 종합적인 것이다. 선천적으로 여성이 남성보다 방향감각이 둔한 것은 아니다. 남성들은 외부에서 활동하는 반면 여성은 내부에서 생활하는 오랜 생활 습관이 자연적으로 방향감각에 영향을 미친 것일 수도 있다. 또한 남성은 자립적인 반면 여성은 의존적이다. 남자는 1차, 2차, 3차로 술을 마시고도 집을 찾아가는 귀소본능이 잘 발달되어 있다고 주장하는 사람이 있을 정도다.

이와 같은 이론을 종합하여 볼 때 남성은 살 속에서 살고 있는 동물과 같다면 여성은 훨씬 고상한 존재라는 것이다. 그렇다 하더라도 방향을 잘못 잡는 것은 사회생활에 문제가 된다. 특히 길을 물을 때 여성에게 묻는 것은 좀 자제할 필요가 있다. 저쪽이예요, 조금만 가세요 등 애매한 말을 한다.

여성이라도 마음을 굳게 먹는다면 방향감각이 강해질 수 있다. 방향감각이라는 것은 심리학적으로 인조구조분학의 종합적인 결과에 따라서 결정된다. 여성들은 초행길에 오른쪽, 왼쪽 방향으로 길을 익히기보다 꺾어지는 지점에 특이한 모양 등으로 연상기억하여 방향감각을 연습한다면 분명 좋아질 것이다.

10. 전화로 긴 이야기를 하는 여성

요즘은 휴대전화가 보편화되어 있다. 길을 가는 여성이 한참 동안 귀에 대고 통화하는 모습을 쉽게 볼 수 있다. 여성이 남성보다 통화시간이 월등히 길다. 또한 나이 든 사람보다 젊은 아가씨의 통화시간이 길다고 한다. 전화 통화를 오래도록 하는 이유가 무엇일까?

재미있는 것은 한 시간 동안 통화를 하고 나서는 만나서 이야기하자고 하며 끊는다. 무슨 할 말이 그렇게 많은 것인지 이해할 수 없다. 여자는 하루에 25,000마디, 남자는 약 10,000마디의 말을 한다고 한다. 통계를 보아도 여성이 남성보다 말을 많이 한다는 것을 알 수 있다. 이야기의 내용이 아주 사소한 것도 소재가 되는 것은 참 신기한 일이다.

여자와 남자의 차이점을 알고서는 전화로 한 시간을 이야기하고 만나서 이야기하자는 것이 결코 이상하게 들리지 않을 것이다. 남을 골탕먹이거나 악의가 있는 것이 아니라 여자의 속성이라는 것을 알 수 있기 때문이다. 만약 25,000마디 정도의 말을 하지 못한 경우는 우울증에 걸릴 가능성이 높다고 한다.

여성들이 전화를 오래 하는 이유는 첫째, 자기중심적이다. 공공장소에서 전화를 걸 때 분명 용건만 간단히 한다고 생각했지만, 상대방과 전화를 하면서 생각이 흐트러지고 마는 것이다.

둘째, 여성은 감각적이다. 상대와 이야기를 할 때 마치 앞에 마주 보고 이야기하는 듯 말하는 것이다.

셋째, 여성은 이야기를 간략하게 하지 못하기 때문이다. 전화하는 목적을 이야기하기 위해서 여러 가지 주변 이야기를 하는 것이다. 그러다 보면 용건보다 주변 이야기가 많아지고 통화가 길어지게 된다. 간혹 통화 용건을 잃어버리고 아차 하며 다시 전화를 하는 경우도 종종 있다. 전화는 간단히 용건만.

11. 여자는 왜 싼 가격에 반하는가?

여성은 낭비를 싫어하고 절약을 하는 것에 좋아한다. 그러나 남편이 '이 물건을 왜 샀어?' 라고 물으면 가격이 싸서 샀다고 한다. 현실적으로 지금은 필요 없는데 다만 가격이 싸기 때문에 샀다니 남자들은 이해할 수 없을 것이다.

어느 신혼부부 이야기다. 어느 날 남편이 부엌을 보니까 장바구니가 4개가 걸려 있었다고 한다. 왜 4개씩 있어야 하냐고 물었더니 가격이 싸서 샀다고 한다. 시장갈 때 들고 갈 수 있는 것은 하나인데….

백화점 세일 때가 되면 여성들은 눈에 불을 켜고 달려간다. 가격이 싸다는 이유로 지금 당장 필요 없거나 다소 맘에 안 들어도 물건을 산다. 이것도 하나, 저것도 하나 하면서 분수없이 산다. 탄력적으로 값이 싼 물건에 유혹을 받는 것은 당연한 일이다.

그러나 물건을 사는 순간에는 그만한 이유가 있고 논리정연한 것 같지만, 결과적인 합리성이 결여되어 있는 것이다. 싼 것이 비지떡이라는 말이 있듯이 질이 떨어지는 물건을 사서 돈을 낭비하는 경우도 있다. 정확히 지적한다면, 여성은 대국을 바라보지 못하고 눈앞의 이익에 현혹되기 쉽다는 것이다.

결국 원인을 본다면 분석력은 뛰어나지만 종합력이 약하다. 주위 사람이 앞을 다투어 사는 것을 보면 잠시라도 보고 있을 수는 없고 시간이 지나면 좋은 상품을 빼앗긴다는 조급함을 느낀다. 마치 집단 체면이라도 걸린 것처럼 서로 사겠다고 쟁탈전이 벌어지는 것이다. 그 정력과 시간을 계산하면 과연 이익일까? 값이 싼 것을 사서 가게에 도움이 되는 것은 이해하나 정말 꼭 필요한 것인지 생각해보기 바란다.

12. 여자들은 왜 신경질적인가?

만취가 되어서 돌아온 남편에게 아내는 어디서 누구랑 먹었기에 이렇게 취했냐고 앙칼진 목소리로 묻는다. 현관에 몸도 가누지 못하고 남편이 쓰러진다면 목덜미를 잡고 질질 끌면서 방 안에 레슬링 선수처럼 패대기친다. 혹시라도 주머니에 의심이 되는 여자 물건이라도 나온다면 얼굴에 손톱자국이 나게 된다. 혹시 저런 화려한 표시를 하지 않더라도 남편이 술에 취해 들어온 다음 날 아침에는 속상해 죽겠다며 이불을 뒤집어쓰고 식사 준비도 포기한다. 그리고 벙어리 작전에 들어간다.

여성은 왜 가끔 히스테리를 부리는 것일까? 히스테리라는 말은 그리스어로 여자의 자궁을 가리킨다. 여성 특유의 속성 그대로 이해하면 되는 것이다. 그러나 굳이 이유를 설명한다면 남성보다 여성이 사소한 것에 과민하게 반응한다는 점, 이와 같은 반응에는 지름길 반응과 폭발적 행동이 있다는 사실이다.

가령 친구가 자기 험담을 한다는 소문을 들으면 사실 여부를 듣기 전부터 이를 갈면서 '두고 보자, 배신을 당했어.' 하면서 모략이나 중상을 궁리한다는 것이다. 그리고 폭발 행동이라는 것은 비유하자면, 참새가 잘못하여 집 안에 들어와서 나갈 곳을 찾지 못하고 창문에 머리를 부딪치는 것을 의미한다.

말하자면 지름길 반응과 폭발 행동 두 가지 모두가 욕구불만에서 나온 행동이다. 여태껏 참고 참아 왔던 자신이 초라하게 느껴지는 것이나 도저히 참지 못하고 폭발하는 것을 당연시하고 합리화하는 것이다. 이렇듯이 내부 폭발이 연쇄반응으로 일어나게 되며 순식간에 걷잡을 수 없을 정도로 확산한다. 이러한 히스테리는 욕구가 억압되어 있을 때 그 욕구의 출구를 찾는 생리 현상이라고도 말할 수 있을 것이다.

호된 시집살이를 하던 며느리가 친정집에 갔다가 시집으로 돌아올 날이 되자 히스테리적으로 변하여 친정 식구를 걱정시킨다. 그러다가 친정 부모의 설득으로 집을 나서게 된다. 그래서 시댁에 당도한 순간 온몸에 힘이 빠져서 한걸음도 옮길 수 없다고 하는 예도 있다.

또 시험을 보러 가는데 너무 긴장되어서 배가 아파지는 것, 적성에 맞지 않는 학과에 다니며 시험 때가 되면 머리가 아픈 증상 등은 꾀병이 아니라 실제로 병이 나는 것이다. 프로이드는 히스테리란 욕구나 소망을 육체로 전환하여 나타나는, 질병으로의 도피라고 한다. 무의식중에 질병을 통해 이득을 구하는 것이다.

이와 같은 히스테리는 여성뿐 아니라 남성도 느낀다. 전시 때 일선의 병사 중에는 수족이 마비되거나 난청을 호소하는 환자가 많이 발생한다고 한다. 그런데 히스테리가 여성에게 많은 이유가 무엇일까? 그것은 평소 억압을 받고 있기 때문이다. 오늘날 여성은 봉건적인 속박에서 벗어나서 크게 해방되고 사회적 지위도 올라가고 있다. 여성의 히스테리는 격감하고 있는 상황이다.

히스테리 증후군을 나타내는 여성, 맘에 들지 않는 일이 생기면 신경질을 내거나 물불을 가리지 않고 대드는 여직원, 남자친구와 문제가 생기면 식사를 하지 않는 부부, 싸움이 생기면 집기를 파손하고 소리를 지르는 여성 등 개인의 성격적인 문제도 있지만 남성들이 물질적·정신적으로 불만을 주거나 성적 충족이 되지 않기 때문이다. 오늘날 여성의 히스테리는 70~80%가 남성에게 문제가 있는 것이다. 이런 점을 인식하고 우리 집 아내의 히스테리에 미칠 것 같다는 생각을 버리고 자기 스스로 반성을 해볼 것이다.

그리고 그걸 대처하는 데에 애를 먹는다고 여기면, 잠시 곁가지로 하나만 말해보겠다. 바람을 피우는 남편에게 대항하는 두 분류의 여자가 있다. 첫째는 소리란 소리는 다 지르는 여자로 옷 한 벌로 진정시킬 수 있다.

둘째로는 조용히 참고 있는 여자인데 매우 위험하다. 언제 어느 때 사생결단을 내자고 할 수도 있고 어떤 식으로 행동할지 알 수 없는 것이다. 이 점을 잊어서는 안 될 것이다. 그때그때 모아둔 성질을 부리는 아내에 차라리 감사한 마음을 지니는 게 낫지 않을까.

13. 집념이 강한 여성

가끔 드라마를 보면 배신당하고 복수하는 여성을 볼 수 있다. 여자가 한을 품으면 오뉴월에도 서리가 내린다는 말이 있다. 왜 이처럼 집념이 강한 것일까?

첫째, 남성은 외향적이나 여성은 내향적이라는 것이다. 화가 나면 겉으로 남자는 드러내나 여자는 가슴에 묻어두는 것이다.

둘째, 여성 특유의 집착에서 볼 수 있다. 가정주부를 보면 물건을 차곡차곡 모아두는 것을 볼 수 있다. 낡은 물건을 버리지 못하는 것은 대인관계에서도 마찬가지이다. 한번 한을 품으면 그 감정이 수그러들지 못하고 수년, 수 십 년에서 평생까지 가기도 한다.

세 번째는 여성의 기억력이 뛰어나다는 것이다. 정확히 말하면 탁월한 논리적 기억이 아니라 인상적·단면적인 기억이다. 만약 혼전의 여자와 찍은 사진을 보여주면 10년, 20년이 지나서 아이가 성장해서도 과거의 사진을 기억하며 바가지를 긁기도 한다. 가끔 과거 일을 들추는 것은 확대해석하는 능력도 있기 때문이다.

예를 들어서 부부싸움을 하는데 오늘 의견충돌이 일어난 일만을 이야기하는 것이 아니라, 과거 결혼기념일에 약속을 어기고 만취가 되어서 돌아온 일까지 들추며 사랑이 식었다는 둥 자기를 무시한다는 둥 등등. 또 자신이 몸살이 나서 밤새 아픈데 '당신은 코를 골고 잠만 자더라, 어찜 그럴 수 있냐? 해도 너무하는 것 아니냐.' 그 날은 밤이 너무 늦어서 약국도 문을 닫았고 회사에서 너무 피곤해서 그만 잠이 들었다고 남편이 변명을 해도, 아내는 막무가내 '내가 아파서 병원에 입원해도 당신은 친구들과 태연하게 술을 마실 것 아니냐.' 그리고는 '나는 쥐도 새도 모르게 죽고 말 거에요….' 눈에 눈물을 글썽거린다.

'비약하지 마요. 그런 일은 없어' 라며 당황하는 남편에게 아내는 계속 가시가 돋친 말로 쏘아붙인다. '내가 죽기를 바라는 거죠, 알았어요. 내가 죽으면 새장가를 가고 싶은 거죠. 내가 죽어서도 가만히 보고 있지는 않을 거예요….'

말싸움에서 여자를 이길 수가 없다. 말싸움은 여자의 독무대가 되는 것이다. 여자의 기억은 사소한 것이 많다. 그래도 모두 잘못된 것은 아니다. 남자는 아내와 약속을 잘 지키고 따뜻한 말 한마디라도 할 줄 알아야 한다.

14. 허영심이 강한 여자

우리가 길을 가든지 혹은 모임에서 어떤 여성을 처음 만났다고 하자.

"만나서 반갑습니다. 잘 부탁드립니다."

"별 말씀을요, 제가 부탁드립니다."

인사를 나누는 동시에 머리에서 발끝까지 훑어보고 그 사람을 저울질하고 있다. 다시 말해서 옷차림, 소지품 등의 브랜드를 살펴보는 것이다. 남성은 첫 만남 이후 상대의 넥타이 색깔조차 기억을 하지 못한다. 관찰력이 대단한 것은 존경할 만하다. 그러나 상대방이 지니고 있는 물건이 그 사람의 가치나 인품과는 아무런 관계가 없는데도 이를 갖고 인격을 저울질하는 것이다.

이런 여성의 본체는 차별적이고 시기적이며 적대적이다. 또 자신이 가지고 있는 물건을 과시함으로써 괜찮고 능력 있는 사람으로 보여지고 싶은 것이다. 인간성이 결여된 것이다. 여성이 허영심이 강하다는 것을 근성이 나쁘거나 어리석다는 것으로 생각하지 말아야 한다.

남성도 여성 못지 않게 허영심이 강하다. 사나이의 허영은 내용과 질이 다르다. 물건이 아니라 사회적 성공, 남에게 잘 보이려는 것이고 물건 따위로 남을 속상하게 하는 것이 아니다. 다시 말해서 남자의 허세는 겉치레이나 여성은 천성의 허영이다. 여성이 나쁘다는 것은 잘못된 것이다. 여성은 남성보다 자기 현시욕이 좀 더 왕성하게 표시하는 것이다.

여성이 얼마만큼 주위사람로부터 주목받기를 좋아하는가 하면 최신 유행하는 옷을 입고 나와 모델처럼 한들한들 거리를 활보하는 것을 보면 알 수 있다. 이런 것이 여성의 주의획득력이 해학적으로 발휘된 전형이라고 할 수 있다. 여성은 길가는 사람이 어처구니없어함을 모르고 자기를 주목하고 있다고 생각한다.

대체적으로 여성은 비추어지는 모습에 따라 평가하는 것이다. 다시 말하면, 타인지향적인 성격을 가지고 있고 자기 자신을 잘 알지 못하는 일이 왕왕 있는 것이다. 이런 심리는 자신에 대해서 자신감이 없다는 것으로 해석될 수 있다. 심한 여성의 경우 허영심 때문에 삶을 영위하는 것 같은 경우도 있다. 마지막으로 한마디로 이야기하면, 허영심이란 아무리 감추려고 해도 상대편에서 알아차린다는 것을 알아야 한다.

15. 소문내기를 좋아하는 여성

'숙자와 총무과의 박00이 이상하다고 소문이 돌고 있어.'
'며칠 전에도 두 사람이 팔짱을 끼고 가는 것을 본 사람이 있데.'
'그게 정말이야? 나는 몰랐는데.'
이와 같은 뉴스는 전파를 타듯이 퍼져 나간다. 이런 취미는 죽으라고 좋아한다.
'길 건너 창호네 집에 하숙생이 하나 들어왔는데, 대학에 다니는 아주 잘 생긴 미남이래.' 소문 퍼뜨리길 좋아하는 습성을 가지고 있다. 그 이유는 무엇일까? 첫째, 타인 지향적 즉, 남의 생활이나 행동을 특이하게 관심을 갖는 생리적 구조를 갖고 있기 때문이다. '남이야 어떻든' 하는 생각으로 정리하는 것은 역시 남성 쪽이 강하다. 여성도 남이 어떻든 상관없지만 남의 일이니까 재미가 있다는 심리 때문일 것이다.
둘째, 여성의 삶은 폭이 좁은 데 있는 것이다. 남성은 정치, 경제, 사회 여러 방면에 걸쳐서 흥미를 느끼나 여성은 자기 주변에 주로 관심을 갖고 흥미를 느낀다. 그래서 외국의 지진이나 전쟁은 무관심하지만, 이웃집의 싸움에는 관심을 갖는 것이다.

셋째는 욕구 불만에서 오는 소망이 강하다는 것을 무시해서는 안 될 것이다. 전형적인 것이 연애사, 불륜 등 남의 험담이다. "어머! 그게 정말이야!" 이야기하는 속에 당사자가 평상시 갖고 있는 불만이 무의식적으로 반응하는 것이다. '나도 실로 그런 경험을 해보았으면', 하는 바람을 갖지만 그것은 무의식적인 것이고 의식적으로는 다른 식으로 표출하는 것이다.

이는 용서를 못 하고 비난의 형태로 표출이 된다. 이와 같은 것은 심리학에서 반동 형성이라든가 역형성이라 부른다. 반대의 경향을 강조함으로 자신을 도덕적인 것처럼 만든다는 것이다. '정말 기가 막힐 일이야, 지나친 행동이니 다 용서할 수 없다'와 같은 표현을 하는 것이다. 그러나 이와 같은 말은 피부로 만족하지 못한 대상에 간접적인 만족을 얻는 것이다.

일반적으로 소문은 그늘진 곳에서 생겨서 화제가 험담으로 발달한다. 화제의 주인공에 대해서 신랄하게 비난을 퍼뜨리는 사람은 거의 남자 친구가 없거나 혼기를 놓친 노처녀거나 성생활에 불만을 가진 주부들이다. 대리만족을 추구하는 행위로써, 소문 가운데 가장 흥미가 있는 부분을 확대해석하는 것이다.

두 사람이 손을 잡고 있었다. 다음 사람에게 전달될 때는 열렬히 키스를 하고 있다는 식으로 변질시키는 것이다. 만약 여러분 자신이 소문의 대상이 되고 있다면 못 들은 척하고 놔두는 것도 현명한 일이다. 험담을 하는 사람은 당신을 우월한 사람으로 보거나 강적으로 보고 시기하는 사람이다. 당신이 관용을 베풀어야 하는 것이다. 진실은 밝혀지는 법이니까.

　가장 어리석은 일은 뜬소문에 대하여 필요 이상으로 대응하는 것이다. 이것이야말로 참새떼를 즐겁게 해주는 일이다. 어쨌든 괴로운 것은 당신이다. '아줌마에 대해서 이런저런 소문이 나 있어요. 안타까워서 말하는 거예요'하는 사람은 겉으로는 위하는 척하지만 속으로는 고소해 하는 여성도 있는 것이다. 당신은 이런 사람에게 말려들지 않도록 조심하고 또 조심하도록 당부하는 것이다.

16. 공상 속에 즐겨 사는 여성

　상상력은 남성과 여성 중 어느 쪽이 풍부한가? 에 대한 질문에 대해선 어느 한쪽을 확답할 수 없다. 그러나 어느 쪽이 더 깊이 빠지는가 묻는다면 그것은 당연히 여성 쪽이다. 전국 노래자랑에 출전하여 일류가수가 된다거나, 야외에서 발탁이 되어서 배우가 된다든가. 그런 화려한 꿈이 아니더라도 멋진 남자에게 데이트 신청을 받을지, 결혼을 할지도, 신혼여행은 하와이로 갈지 여성은 공상의 나래를 맘껏 펼쳐 볼 것이다.

　어째서 여성은 이처럼 물거품 같은 꿈을 꾸는 것일까? 여성은 논리적이기보다는 직관적으로 뛰어나다. 내면세계를 소중히 여기기 때문이다.

　남편이 저녁에 퇴근하고 돌아와 말한다. '여보, 과장님께서 병원에 입원했어. 위궤양인 듯한데 정말 딱하단 말이야. 내일 병문안 가봐야 할 것 같아.' 아내는 남편의 한 마디에 상상의 나래를 편다.

'위궤양이 아니고 위암일지도 몰라'라고 상상하고 과장이 건강상 이유로 휴직하며 대신 남편이 승진을 할 것이다. '나는 과장님 사모님이 되는 거네. 이웃집 반장 부인은 부러워하겠지.' 부엌에서 생선이 타는 줄도 모르고 상상의 나래를 펴는 것이다.

남편은 절대 웃어넘기면 안 된다. 모든 부인은 남편에 대해서 덧없는 꿈을 갖고 있는 것이다. 알뜰하게 내조를 잘하는 아내를 위해야 한다.

17. 논리가 정돈되지 않는 여성

여성이 누굴 미워하든 좋아하든 우리 남성은 반대할 수 없다. 그러나 어떤 사물에 관해서는 판단을 내리거나 의견을 제시할 때, 납득이 가지 않는 말을 하는 여성이 많다. 여성의 이야기를 가만히 듣고 있으면 이야기의 앞뒤가 안 맞거나 논리정연하지 않을 때가 있다. 그런가 하면 중간까지는 논리가 정연하다가 후반에 가서는 미궁에 빠지는 경우가 있다. 이유는 무엇일까?

남성은 논리성을 매우 중히 여기나 여성들은 논리보다 감각이나 직관에 의해서 행동하려는 경향이 있고, 거기에 자신의 감정까지 곁들이는 속성을 가진다. 문제는 여기 있다. 남자가 여자보다 머리가 좋다는 것은 아니다. 부부가 외출하고 돌아와 보니 도둑이 들어서 아수라장을 만들어 놓았다. 이와 같은 충격적인 상황을 보고 남편과 아내는 각각 다른 반응을 보인다.

남편은 '어디로 들어온 거지? 현관문은 잠갔고 부엌문도 잠갔고 화장실 문을 안 잠갔군…' 이와 같이 논리적·과학적으로 생각하려고 하지만 부인의 경우는 다르다.

조금 전 골목길에서 스치고 간 험상궂은 남자가 도둑이었나? 이처럼 순간적이고 직관적으로 생각한다. 때론 정확히 적중되는 경우도 있다. 더욱이 무의식중에 감정을 혼합시켜서 생각하는 경우도 있다.

어느 직장 여사원이 직속상관을 찾아가서 옆에 있는 동료와는 일을 못 하겠다고 바꾸어 달라고 부탁한다. 이유를 묻자 미나리처럼 생겨서 싫다는 것이다. 여기서 이 여직원의 논리성은 0점 그 자체이다. 또한 하는 말이, 과장님은 옆의 직원 말만 듣고 옆의 직원은 과장님께 꼬리를 치는 것 같아서 싫다는 것이다. 과장이 어떻게 처리를 해도 상관은 없지만 그런 직원이 있음으로 회사 분위기가 나빠지게 된다. 그러므로 그 직원을 해고해야 한다는 것이다. 처음에는 감정에서 시작되었지만 나중엔 이론적으로 마무리되는 것이다.

또 하나의 예를 들어 보자. 아내가 남편에게 말한다.

'OOO 씨와는 가깝게 지내지 마세요.'

그 사람과 가까이 지내면 승진도 늦고 별로 안 좋다고 한다. 이유를 묻자 그 사람은 우리 집에 오면서도 항상 과자 하나 안 사온다고 하는 것이다.

여성의 감정이 풍부하고 정서에 뛰어나며, 그래서 그러한 면이 훌륭하다는 것은 인정한다. 그러나 비논리적으로 사물을 판단한다면 감각의 예리함, 직관의 슬기로운 장점이 사라진다.

18. 의미를 갖지 못하는 여성

여성은 친한 친구와 속마음을 털어놓고 이야기하기를 좋아한다. 학창시절 은행나무 밑에 앉아서 영원히 변치 않을 우정을 맹세한다. 너에게만 말하는 건데 다른 애들에겐 말하지 마, 하면서 비밀을 공유하며 더 친한 사이가 된다. 비밀을 공유한다는 것은 우정이 아니라 숨김없이 말하고 싶어하는 여성 특유의 속성인 것이다.

왜 여성은 이처럼 털어놓기를 좋아하는 것일까? 여자의 우정은 남자의 우정과 다르다. 여자는 여인의 운명의 테두리에 갇혀 있다고 생각하고 있기 때문에, 우정을 내면생활의 공론이라고 생각하며 교제하는 것이다. 친해지려고 하는 감정을 만드는 데는 솔직히 털어놓고 이야기하는 것이 기회라고 생각한다. 친구도 그러는데 연인은 더 할 수 있다. 어릴 적 일, 슬픈 일, 기쁜 일 등등.

사랑하는 사람에게 얼굴을 묻고 어느 누구에게도 털어놓지 않고 있던 이야기를 하는 것은 여성이 일종의 자기도취에 빠지고 있는 것이다. 이때 조용히 머리를 쓰다듬으며 이야기를 들으면 이분이야말로 내 심정을 알아줄 거라고 느끼는 것이다. 이처럼 중대하고 심각한 문제를 건성으로 듣는다거나 반론을 하는 남성은 낙제인 것이다.

반대로 감정이 몰려서 갑자기 그녀에게 키스를 한다면 그것 또한 실수이다. 판단이 서툴기 때문에 실수를 하는 것이다. 여인들의 과거 이야기 속은 다분히 미화되어 있는 것이다. 자신을 비운의 주인공 또는 여왕으로 만드는 것이다.

여자들이 태어나면서부터 거짓말을 잘하는 것이 아니라 상상력이 풍부하다는 것이다. 이야기를 하는 도중에도 공상과 사실의 경계가 애매하게 만드는 특징을 가지고 있기도 하다. 이를 염두에 두고 자신의 신상을 이야기할 때 맞장구를 치거나 성실히 들어주는 것이 현명한 방법일 것이다.

19. 여성의 육감은 사실보다 정확하다

우리는 여성의 육감이 예리하다는 것을 인정해야 한다. 이 점은 공통적으로 인정하는 것이다. 저녁 늦도록 유흥가를 돌면서 돌아와서 일 때문에 늦었다고 변명을 해도 거짓말이라며 솔직히 말하라고 다그침을 당한 적이 있을 것이다. 어떻게 알았을까?

그 예리함은 정말 신비 그 자체인 것이다. 족집게처럼 집어내는 그 육감은 남성의 간담을 서늘하게 하곤 한다. 어떻게 그토록 정확할까?

첫째, 남성은 논리적 사고가 발달한 반면 여성은 직관력이 뛰어나다. 이런 사실에 대해서 실체를 파악하려고 할 경우 남자는 한 계단, 한 계단의 이치를 따진다. 그러다 계단이 끊어지면 앞으로 전진을 못하고 알지 못함이라는 결론을 내린다. 여자는 논리에 애초부터 관심도 없고 처음부터 직관적이다. 상대의 말투, 눈초리, 느낌 등을 기준으로 결론을 내리는 것이다. 미혼여성도 마찬가지다.

남자친구가 주말에 시골에서 친구가 와서 영화를 볼 수 없다고 했다. 순간 여자는 남자친구가 결혼을 위해서 선을 보는 것은 아닌가 하는 생각을 했다. 월요일에 출근을 해서 그의 모습을 보니 머리도 깎았고 어딘가 달라져 있었다. 그래서 남자가 출근인사를 해도 못 들은 척하고 삐쳐버렸다.

십중팔구는 맞다. 간혹 여성 중에는 자신의 육감이 너무 정확해서 무섭다고 하는 사람도 있다. 육감이 잘 적중하는 여성이 어떤 남성을 사모한다고 하며 지금 자신이 어디쯤 가면 그를 만날지도 모르겠다고 생각하고 가면, 그를 만나는 경우가 종종 있다고 한다.

둘째 원인은 생활공간이 협소하다는 것이다. 그날그날의 생활이 단조롭고 행동반경이 작은 것이다. 남성은 깨알같이 메모를 하지 않으면 실수를 할 정도로 생활 범위가 넓기에 불가능한 일이기도 하다. 반면 여성의 경우는 그 협소한 범위 내에서 어떤 일이든 하나와 다른 하나의 현상 사이에서 연관성을 찾을 수 있는 것이다.

며칠 전 밤에 만취된 남편이 들어와서 목욕을 하고 싶다면서 욕실로 들어간다든가. 전화를 받으러 화장실이나 베란다로 나간다든지, 유난히 즐거워하든지 가역으로 신경질적이라든지 같은 모습을 관찰하며 여자들의 직감은 더 정확해지는 것이다.

셋째는 자신이 생각해도 육감이 잘 적중한다고 말한다. 잘 맞지 않은 경우는 염두에 두지 않는 것이다. 인간의 머릿속에는 하루에도 수천 개, 수만 개의 잡념이 생겼다 사라진다. 그 대부분이 망각의 세계로 가는 것이다. 만약 인간에게 망각 작용이 없다면 오래전에 모두 잡념의 공포스런 포로가 되었을 것이다. 누구에게나 적중하는 것도 있지만 맞지 않는 것도 있다. 그러나 여성은 맞는 것만을 기억하고 적중률이 높다고 하는 것이다. 이런 점을 남자는 적당히 염두에 두는 게 좋을 것 같다.

20. 사소한 일을 잘 기억하는 여성

'당신의 친구, 동양회사에 다니는 정식이가 이혼을 했다는데요.'
'5년 전 5월 8일에 결혼식을 했는데 안타깝네요.'
'아니 남의 결혼식 날짜도 기억을 해!'
'그날 결혼식 끝나고 애기 장난감을 롯데 백화점에서 샀잖아요, 당신이 빨리 가자고 얼마나 서둘렀어요.'

여성은 왜 이렇게 시시콜콜한 것까지 기억을 하는지 잘 모르겠다고 한다. 미혼여성도 마찬가지다. 저자가 강의하던 모 대학 모임에 초대된 적이 있다. 그때 어느 여성분이 '교수님은 전에 뿔테 안경을 쓰셨는데 지금은 금테로 바뀌셨네요.'라고 말했다. 저자는 기억도 없다. 내가 전에 뿔테를 썼나….

'교수님! 교수님 방에서 식당까지 계단이 몇 개인지 아세요?'

저는 기억해요. 그리고 항상 식사 끝나시고 사탕을 꼭 하나씩 드셨죠. 이런 식으로 회고담을 듣고 있노라면 그 뛰어난 기억력에 감탄을 금치 못한다. 이렇듯 뛰어난 기억력을 갖고 있다면 대단한 학문을 가졌을 것 같다.

왜 이토록 여자들은 사소한 것까지 기억하는가? 첫째, 지금까지의 내용과 심리학적 결과에서 말했듯이 여성들은 남성들보다 직관력이 뛰어난 편이다.

둘째 여성의 생활공간이 한정되어 있기 때문이다. 남자는 가정, 직장, 대인관계까지 생활 반경이 넓다. 그러나 여성은 주된 생활은 가정인 것이다. 요즘은 좀 다르지만.

그뿐 아니라 여성은 지나간 과거를 소중히 여겨 그것을 그리워하는 습성이 있다. 말하자면 좋고 나쁨의 구분이 뚜렷한 것이다.

'당신이 약혼 전에 우리 집에 오셔서 한 말 기억나세요?'

'아버님이 나를 좋아하신다더니 자기는 말도 잘 못 하고 재미가 없다고 말하면서 이마에 땀까지 흘렸던 것 기억하세요?'

부인으로부터 이런 말을 듣는다면 남편은 어이가 없을 것이다. 20년도 더 된 일이 아닌가. 그 머나먼 시간을 흘러가 옛이야기까지 기억하고 있으니, 여성이 기억의 창고에서 추억을 꺼내서 뒤지는 능력은 매우 놀랍다. 남자는 그냥 수많은 사진을 찍고 가는 것과 같아서 시간이 있으면 새로운 것을 찾고 도전한다.

그래서 남자는 평생 살면서 무수한 사진을 찍고, 여자는 그걸 보면 평생을 기억한다. 여성은 남편이 자신을 만나기도 전에 다른 여자와 사진을 찍은 걸로 몇 해가 가도록 바가지 긁는 장면을 연출할 수도 있는 것이다.

남자의 경우 사소한 것은 잊으려고 한다. 불리한 것이든 뭐든 남자답지 못한 것이라며 잊으려고 한다. 남성은 중요한 사항만을 기억하려고 하지만 여성은 감각적으로 인상적인 것만을 기억하려고 하는 것이다. 이와 같은 여성의 특징 때문에 남성이 덕을 보는 경우도 있다.

며칠 전에 손님으로부터 받은 명함을 잃은 적이 있다. 또 찾아올 텐데, 전화를 해서 못 오게 해야 할 텐데 하며 걱정을 하고 있는데 옆에 있던 조교가 '엊그제 온 그분이요, 전화번호는 몇 번이에요.' 라는 것이다.

'어떻게 기억을 해?' 라고 묻자, '저희 어머니 생신과 같은 숫자더라고요' 하는 것이다. 여자는 이렇게 감각적으로 기억을 하는 것이다. 이상하리만큼 기억을 잘한다.

21. 유행에 약한 여성들

모처럼 옷을 한 벌 사려고 백화점에 들렀다. 옷을 고르자 점원이 말한다. '참 안목이 높으세요. 금년도 유행하는 것인데 부인께서 입으시면 우아하고 멋지겠어요.'

여성들은 점원의 말에 좋아한다. 그러나 남성은 이런 아부성 발언이 오히려 역효과를 나타낸다. 남자는 유행의 첨단을 두려워한다. 그래서 유행이란 말보다는 돌려서 '이 양복은 요즘 많이 찾는 고급 신사복입니다.' 하면 그럼 나도 맞출까 생각한다.

이처럼 남자와 여자가 다르며 유행에 유혹되는 심리적 조건은 3가지가 있다. 새로운 것에 대한 호기심, 다른 사람에게 훌륭하게 보이려고 하는 위장전술, 남과 똑같이 되지 않으면 소외당한다는 생각이다.

첫 번째 호기심은 남녀 어느 쪽이 더 왕성하다고는 단정 지을 수 없지만, 남성의 경우는 새로운 물건, 예를 들어 컴퓨터, 카메라, 자동차, 기계에 호기심을 가진다. 여성은 의상이라고 할 수 있다. 반면 남성이 의상에 관심을 갖는 경우도 있는데 이는 주로 위장전술 욕구가 원인이 된 것이다. 여성의 경우는 호기심, 위장, 소외감 모두 활발하게 작용하는 것이고 근본적으로 유행에 약한 원인이 된다. 본래 두 번째와 세 번째가 모순되지만 여성의 마음에 공존하는 것이다.

올봄의 유행을 선전하면 무조건 따라 하는 여성이 있다. 자기에게 어울리든 아니든 상관없이 남이 자랑스럽게 입고 다닌다고 생각하고 슬그머니 따라 하는 여성도 많다. 길거리는 마치 유행으로 범람하는 수준이고 모든 여성이 똑같은 분류의 옷을 입고 다니며 이는 더 나아가 개성 없고 혐오감마저 주는 경우도 있다.

이와 같은 속성을 잘 알고 있는 매장의 점원 및 상품을 제조하는 회사가 또 다른 유행을 만들어가는 것이다. 그 증거가 몇 년 동안 치마의 길이가 몇 번이나 길어졌다가 짧아졌다 하는 것이다. 결국 상술에 놀아나고 있는 것이다.

그런 것을 보고 웃어넘길 자격은 남성에게 없다. 유행복 못지않게 위장 욕구가 강해서 선후배에게 자랑하기 좋아하고 경제적으로 어려우면서도 있는 척 고급 술집, 고급차 등을 소유하는 유치한 방법으로 자신을 만족하게 한다. 그러나 여성은 오로지 옷에만 관심을 가지고 있다.

여성은 일시적으로 현실생활에서 도피하려고 한다. 남성의 경우는 여러 가지 놀이를 갖고 즐기나 여성은 오로지 유행하는 옷을 입고 또는 보는 것만으로 즐기고 있는 것이다. 정말로 그런가 반문하겠지만 사실이다. 예를 들어 패션쇼를 관람하면서 즐기고 감탄하기도 한다. 또 방에 브로마이드를 붙이거나 패션 잡지를 보고 즐기는 것이다. 유행을 좇기보다는 개성에 맞는 것을 즐기기를 권한다.

22. 왜 여성들은 무의미하게 웃는가

저자가 대학에서 강의할 때 복도에 2~3명의 여학생이 무리 지어서 인사를 한다. 답례로 목례를 하고 지날 때 여학생이 웃는 것이다. 왜 웃는지 이유를 모르겠다. '내가 뭐 웃기는 일을 했나 아니면 옷차림이 잘못되었나….' 도무지 알 수 없었다.

그 이유를 알기까지 꽤 오랜 시간이 걸렸다. 아마도 친밀감을 가지려고 하는 것 같았다. 이처럼 여자의 미소에는 몇 가지 의미가 있다. 친밀감을 가지려는 것, 대답하기 곤란할 때 웃는 것, 부끄러울 때 웃는 것이다.

또 알 수 없는 미소가 있다. 어떤 여자가 길을 건너다 자동차에 부딪쳐 넘어진 것이다. 급히 내려서 가보니 그녀는 바지에 묻은 먼지를 털면서 괜찮냐는 질문에 씩 웃는 것이다. 왜 웃는 거지? 지나가던 외국 사람이 그 광경을 보고 뭐라고 하는데 이 여자는 못 알아듣는지 또 알 수 없는 웃음을 짓는 것이다.

바보인지 성격이 좋은 건지 잘 모르겠다. 분명한 것은 여성의 웃음이 남을 조롱하거나 비웃는 것은 아니라는 것이다. 단지 그녀만의 뭐라고 표현할 수 없는 언어다.

23. 잘 우는 여성

요즘 학교에서는 보기 드문 일이지만, 그렇게 잘 웃고 떠들던 여학생도 졸업장을 든 순간 눈물을 흘리고 서로 부둥켜안으며 아쉬워하는 모습을 볼 수 있었다. 결혼식장에서 엄마와 아빠의 축복을 받으면서도 종종 눈물을 흘린다. 또한 자녀의 입학식에서의 감격, 여자의 일생은 기쁠 때도 슬플 때도 눈물을 많이 흘린다.

어째서 여자가 남자보다 눈물을 더 흘리는가? 심리학적으로 보면 여성이 눈물을 흘릴 때는 속이 시원하다고 한다.

눈물에도 여러 종류가 있다. 마치 남의 일을 자기 일인 양 동일시해서 흐르는 눈물, 자기를 신세 한탄하는 눈물, 억울한 감정을 표출하는 눈물, 기뻐서 흘리는 눈물, 낙엽이 떨어지는 감성적 눈물, 여성의 무기로 쓰는 눈물 등이 있다. 그 외도 더 형용할 수 없는 눈물이 있을 것이다.

남성은 우리나라에선 3번 이상 울면 사나이답지 않다는 교육을 해왔다. 태어날 때, 부모님이 돌아가셨을 때나 허용되는 것. 그래서 남성은 눈물을 참는 것이다.

반면 여자는 억압된 생활의 환경에서 작지만 자유롭게 감정표현을 할 수 있었던 것이다. 이런 교육적 차이와 여성만이 가지고 있는 속성과 개인의 차이로 여자는 눈물이 많은 것이 아닌가 생각된다.

24. 남자와 여자가 왜 다른가?

프랑스에서 아이에게 남자와 여자 모양에 종이옷을 입힌 쵸콜릿을 놓고 선택하게 하였다. 아이는 남자 인형 쵸콜릿을 선택하였다. 이유를 묻자 마치 남녀의 신체 구조를 다 안다는 듯이 남자 인형 쵸콜릿이 양이 더 많다는 대답을 했다.

남자와 여자가 다르다는 것은 어려서부터 다 아는 것이다. 일체인 하나가 두 개로 나누어져 평생을 그리워한다는 신화가 있다. 남자와 여자는 문화적, 교육적인 영향으로 많이 다르게 성장해왔다. 남자는 왜? 여자는 왜? 하고 수수께끼를 풀지 못하고 있다. 저자도 여러 가지로 연구했으나 풀지 못하고 있다.

독자 여러분, 이것으로 만족하지 않은가? 이 수수께끼가 완전히 풀리면 인생은 재미가 없을 것이라는 생각이 든다. 남자는 여성에게 조금이나마 의아스러운 의문을 가지고 여성은 남성에게 어느 정도 신비성을 가지고 있을 때 흥미와 관심을 가지고 매력을 느낄 것이다.

왜 남자와 여자가 다른가? 그것은 완전한 인간의 개념을 개인의 의식 밖에 두고자 할 때 서로 끌어들이려는 심성을 지닌, 인간의 속성 중에서도 참으로 심오한 것이라 아니할 수 없다. 애써서 만들어진 남자와 여자는 견인의 법칙에 따라 살아가도록 노력해야 한다. 이성에 대한 의문점도 즐거움의 하나일 것이다.

우리는 이 세상에 태어나면서부터 혼자서는 살아갈 수 없다. 그리고 반쪽 인간으로 태어났는데 이 세상에 살아가는 동안에 없어진 반쪽을 찾는 것이 결혼이라는 것이다.

결혼을 해야 하는 것은 분명하다. 그리고 결혼생활이 행복한 사람도 있지만 말할 수 없이 불행한 사람도 있다. 심지어 법률적으로 이혼하는 경우가 열 쌍 중 네 쌍이라고 한다. 사실상 이것은 겉으로 드러나는 통계이기에 80~90%가 불만과 시기와 갈등 속에서 헤매고 있는 것이다.

1.

　우리는 주위에서 매일 보고 듣고 생활하는 이 자리 속에서 불법을 구해야 한다.

　경전이나 법문 속에서 법을 찾는다는 것은 헛고생한다.

　지금 우리들이 보고 듣고 말하고 생활하는 이 자체가 부처이고 열반인데 무엇을 찾고 닦아야 한단 말인가.

　지금부터 이 곳 저 곳 다니면서 헛고생 그만하고 모래로서 밥 짓는 일 그만하도록 하자구나.

2.

　우리가 불법을 잘못 믿으면 날마다 열심히 기도하고 발원하며 밥도 안 먹고 기도하다가 목이 마르니까 비몽사몽간에 관세음보살이 나타나 감로수 물을 주는 것을 받아먹고 기뻐서 성불 받았다고 좋아하는 것은 마구니에게 홀린 것이다.

　우리의 내면의 세계는 어떤 형상이 나타나는 것이 아니라네.

3.

　인생에는 길잡이가 중요하다.

　그렇기 때문에 종교가 있는 것이다. 바른 인생의 길을 살아가는 방법을 가르쳐 준다면 어느 종교든 상관이 없다네.

　종교를 통해 물질적 맹목적 믿음을 요구하는 종교는 피해야 한다.

　현실 속에서 믿음의 평안을 삶의 지혜를 가르쳐주는 종교를 찾으시오.

4.

사람의 몸 받았을 때 공부하지 못하면 두 번 다시 이 기회는 오지 않으니,

이 기회 놓치지 말고 부지런히 앉거나 눕거나 서거나 걸어가거나 밥 먹을 때도 항시 주인공을 놓치지 말자.

마음의 본성을 찾기 위한 노력을 고양이가 쥐 잡듯이, 주린 사람 밥 찾듯이, 목 마른 이 물 찾듯이, 늙은 과부가 외자식을 잃은 후에 자식 생각 간절하듯, 깊이깊이 참구 합시다.

5.

대한항공 부사장을 보면서 욕을 하거나 손가락질하면 나 역시 불행한 삶을 살구나라고 생각하고, 저 사람같이 되어서는 안되구나 저 사람은 우리를 위해 저렇게 행동하면 안된다고 나를 가르쳐 주는 스승으로 생각한다면 나는 바른 인생 행복한 생활을 할 수 있는 터전을 마련할 수 있다.

6.

산과 들 아름다운 강산 이승에서 내가 놀던 놀이터 50년 후에 다른 사람들이 와서 놀다가 갈 자리. 이 강산은 그 누구도 주인이 될 수도 없는데 어리석은 중생들이 자기 것으로 만들어보겠다고 전 인생을 바치는 구나.

아, 조용히 말없이 그저 쉬었다가야 할 정자에 불과한데 어찌 내 것으로 만들려고 하는지 그저 시간만 낭비 하는구나.

저 요양병원에 누워있는 노인들을 보고서도 정신 차리지 못한다면 이승에 왔던 의미가 하나도 없구나.

정신 차려라 이 바보들아, 우리에게는 시간이 없다네 .

을미년에는 공부 열심히 하여봅시다. 행복한 새해가 되시기를 기원합니다.

7.

우리의 마음이 어떻게 생겼는가.

허공과 같이 생겼구나.

본래는 깨끗하고 티 없이 맑은 본 마음 자리에 사랑과 미움과 원망과 복수 소유의 구름이 허공에 가득차니 태양이 가리우고 말았구나.

무명이란 구름이 가린 상태에서 아무리 주인공을 찾으려 해봐도 헛고생만 하는데 어찌할꼬,

이 무명이라는 것은 단지 견해차이일 뿐이라는 것을 알지 못하고 구름만 벗기려고 하니 얼마나 어리석은가.

바로 이 세상을 거꾸로 바라보라. 얼마나 아름다운 극락인가. 왜 분별심으로 사물을 바라본다면 항상 지옥 속에 산다는 그 이치를 모르는가.

8.

살아있다는 것은 나의 향기를 아름답게 품어내는 것이다.

이 향기가 다른 사람에게 기쁘고 즐거운 향기가 되어야지 아주 불

쾌한 향기가 된다면 삶의 가치를 상실한 사람이다.

나의 행동 언어 태도 자세가 향기인 것이다.

이 향기가 상대로 하여금 좋은 느낌이 되도록 좋은 기억에 남아있도록 좋은 인상을 심어주는 것이 인생사의 보람이다.

9.

저 산과 들은 옛 모습 그대로인데 골짜기에 인간들이 태어났다 죽었다하면서 저 산과 들을 자기 것이라 우기는 구나. 잠시 머물렀다 사라지면서 우리가 보기에 파리 목숨이 너무나 짧은 것이라 생각 하듯이, 저 산과 들도 우리 인간의 목숨은 우리가 생각하는 파리 목숨보다 더 짧다고 생각한다.

이 짧은 목숨이라도 가졌을 때 멋지게 아름답게 살다가 조용히 갑시다.

10.

지구에 있는 모든 것들은 그 모습 그대로인데 인간들이 자꾸 아름답다, 보기 흉하다, 그저 그렇구나하면서 가지려고 하고 버리려고 하니까 순간적으로 가지니까 행복하고 가지지 못하니까 괴로워하는 구나.

행복과 불행은 본래 없는데 인간들이 자신의 뜻대로 되지 않으니까 괴로워하구나.

순간적인 행복과 불행은 한 순간의 추억밖에 되지 않으니 영원한 자유와 행복을 찾는 공부하여 보자구나.

11.

즐겁고 괴롭고 화나고 슬픈 것들은 내 스스로가 만든 것이다.

밖에서 어떤 자극이 가해진다해도 받아들이는 생각에 따라 즐거움과 괴로움이 만들어진다.

같은 물이라도 물고기는 자신의 집이라 생각하고, 염소는 빠져죽을까 겁내고, 목 마른 이는 생명수로, 천상의 신들은 거울로 바라보듯 이 같은 입장에서 보기에 따라 이 같이 달라지는구나.

12.

우리가 관리를 잘 하는 한해가 되도록 합시다.

건강관리, 시간관리, 물질관리, 기술관리, 감정관리 잘하는 새해가 되도록 합시다.

이 관리만 잘 할 수 있다면 이웃과 잘 어울리면서 좋은 인연 맺어 가면서 더불어 멋진 삶을 살아 갑시다. 우리 인생은 두 번 기회가 없고 연습도 할 수가 없습니다.

새해에는 발전된 한해가 되시길 기원합니다.

13.

분수라는 것은 자신의 자리를 아는 것이다.

자신의 자리란 내가 이 자리에서 있을지 한발자국 뒤로 물러설지 아니면 한발자국 앞으로 나갈지를 잘 아는 사람이다.

이 분수를 잘 아는 사람은 미움받는 일은 없다. 대인관계에 있어서 분수를 아는 것은 아주 큰 힘이요, 무기인 것이다. 이 힘인 무기를 잘 적절하게 조절하여 나와 상대의 거리 조절을 잘 할 수 있다면 정말 현명한 사람이다.

14.

흘러가는 바람을 잡고서 시비하는 어리석은 사람을 우리 주위에서 많이 본다.

상대가 한 말 단어 하나에 시시비비를 따지고 드는 어리석은 행동이 나를 피곤하게 만드는구나. 아무리 기분 나쁜 소리를 해도 인생 전체로 보면 하나의 티끌에 불과하듯이 이렇게 가볍게 생각해 버릴 때 마음이 편해질 것인데 단어 하나에 따지고 드는 어리석은 행동은 이제 그만.

15.

업보란 항상 그림자처럼 나를 따라다닌다.

미국에 가던지 한국에 있던지 나와 함께한다.

자신도 모르는 사이에 불쑥 나타나는 무의식중에 나타나는 표현이 바로 습관을 업보라고 한다.

이 습관 업보를 바꾸게 하려면 먼저 생각을 바꾸면 마음이 달라지고 따라서 말이 달라지고 행동도 따라서 달라지며 생활도 변하고 의식이 변화되고 자연히 습관이 바꾸어지니 나의 운명도 변화되구나.

나의 운명을 바꾸려면 먼저 생각부터 바꾸어야한다.

16.

이 세상에는 내 것이라는 것은 하나도 없다.

내 재산 내 식구들 이것은 잠시 인연에 의해 만났다가 그 인연이 다하면 헤어져야한다.

내집 내 재산은 잠시 내가 관리했다가 다른 사람에게 물려줘야 한다.

우리는 너무나 어리석기에 내 것이라 착각하고 더 모우기 위해 지키기 위해 한 평생의 정열을 다 바친다. 어린아이들이 모래밭에서 성을 쌓고 놀다가 저녁이 되면 다 버리고 집으로 돌아가는 것과 같은 삶을 살고 있구나.

17.

요즈음 날강도는 남의 지옥 훔치는데 귀신이요, 자기 보배 빼앗기는 데는 바보 천치로구나. 자기 보배를 왜 지키지 못하고 바보같이 도둑에게 빼앗기고 마는지 마음이 뺏기는 것도 사음이요, 미운 짓 고운 짓에 떨어짐도 사음이요, 예쁜 꽃 꺾는 마음은 어떤 것이고 시들면 버리는 마음은 어떤 것일까.

18.

지식이 들떠서 출렁이는 물결과 같고, 물 속 깊은 곳에는 파도도 물거품도 물결도 하나도 없네.

정신을 똑바로 차리고 마음을 챙기는 것이 바로 깊이 들어가는 것이다.

앗, 하고 깨달음의 순간 이것이 바로 보리로구나.

주인공의 마음자리는 허공과 같이 깨끗한 것인데, 번뇌라는 구름이 갑자기 나타나 태양을 가리니 주인공의 마음자리는 자취를 감추었구나. 염불 기도 참선 독경으로는 번뇌의 구름 아무리 벗기려고 몸부림 쳐보아도 헛고생만 하는구나.
　　세상을 거꾸로 보는 눈을 가지려면 번뇌의 구름은 저절로 벗겨진답니다.

19.
　　오늘 내일을 생각하면서 오늘은 어디서 무엇을 먹을까 즐길까 생각하면서 살아가는 사람이 있는가하면 십년 앞을 내다보면서 지금은 어렵지만 십년 후에는 좋은 집을 사서 멋지게 살겠다고 설계하고 실현하려고 노력하는 사람 좋은 직장을 구하기 위해 열심히 정열을 바치는 사람도 있다 마지막으로 백년 후를 내다보면서 죽음의 순간의 입장에서 살아가려는 사람도 있다
　　이 경우의 사람은 우리가 자연으로 돌아갈 때는 아무것도 미련없이 다 놓고 가는데 하면서 이러한 생각을 머릿속에 두고서 인생을 살아가기 때문에 모든 욕망에 빠지지 않고서 항상 마음을 긍정적이고 평화로운 입장에 서서 자유로운 삶을 살아가게 된다 그러기에 이 생각 속에서 살면 스트레스를 받을 수 없는 자리라네

20.
　　항상 생활하면서 접하는 물을 보면서 그 속에서 진리를 득하자
　　물은 어떤 그릇에도 들어가기에 고집을 불지 않는다 어떤 환경에

도 잘 적응한다 물은 항상 아래로 내려가지 올라가는 법은 없다

겸손함을 배워라 물은 칼로 베어도 갈라지지 않는다 원수가 없다 물은 눈으로 비로 안개로 이슬로 형체는 변할지라도 10년 백년이 지나도 H2O는 변하지 않듯이 영원하다

고집을 부리지 않고 겸손하며 원수를 만들지 않고 영원함을 물에서 배우자

21.
감사의 마음은 나 자신을 건강하고 성숙하게 만든다

자신이 세운 인생의 목표를 이루는데도 감사의 에너지는 강력한 힘을 발산한다 감사의 마음으로 살아가는 사람에게는 마치 자석에 끌려오듯 도움을 줄 사람들이 저절로 생겨난다

살면서 누구의 도움도 동정도 기부도 필요없다는 식으로 사는 사람은 인생의 절반을 잃어버리고 산다

어찌 보면 남을 의지하지 않는 강인한 사람으로 보일지 모르지만 받을 줄 모르는 사람은 줄줄도 모른다

항상 교류하면서 멋지게 살아보자구나

22.
하루하루가 즐겁게 지나간다

그러나 자신도 모르는 사이에 죽음이 다가오고 있구나

저 공동묘지에 누워있는 무덤이 50년 후에 내 모습이군

어서 빨리 마음 챙겨 모두 다 극락세계에서 스트레스 받지 않고

부처님과 똑같은 멋진 생을 즐기면서 살기 좋은 남은 인생 아름답게 꾸미다가 조용히 웃으면서 지구를 떠나야지

23.
우리가 접하고 있는 이 땅은 깨끗한 것도 받아들이고 더러운 오물도 받아들이지만 항상 깨끗한 모습을 가진다 이것은 깨끗하다 저것은 더럽구나 하면서 분별하지도 않는다

이처럼 우리의 마음도 땅과 같이 가져야한다

땅은 어떤 것이 와도 좋아하거나 싫어하는 표시도 내지 않는다 이와 같은 마음으로 내 이웃을 대하자

착한 일을 하고서도 그것을 잊어야하고 악한 생각도 가질 필요가 없이 자연 그대로 살아가도록 하자

부처님 법을 찾지 말고 가까운 주변 속에서 배움을 가져야 한다 아무리 무거운 돌덩이라해도 땟목에 묶어 놓으면 물에 떠오르는 것과 같이 아무리 작은 자갈도 물에 가라앉게 되듯이 부처님 법에 따라 이웃을 대하는 지혜를 가지자

24.
우리가 살고 있는 이 현실 속에서 불법을 구하려고 노력해야지 밖에서 다른 이상 세계나 극락세계가 따로 있다고 생각하지 말아라

지금 우리가 보고 듣고 말하고 생활하는 이 자리가 열반인데 무엇을 찾아야 한단 말인가 이 곳 저 곳 찾아다니면서 도 닦는다고 헛고생하지 마라

지금 우리가 있는 이 세계가 부처이고 열반인데 수행하고 도 닦는 다고 얼마나 고생이 많은가 부처와 중생은 단지 견해 차이일 뿐 이 사실 모르고선 아무리 경전을 봐도 이 세상에선 부처되긴 틀렸구나

25.

이 세상에서 가장 큰 부자는 재산이 얼마나 되느냐가 아니라 내 마음이 얼마나 편하느냐가 부자의 척도인 것이다

우리는 날마다 재산을 모우기 위해 온갖 정열을 다 버리고 또 그 모운 재산 지킨다고 고생이 많은 어리석음 속에 살면서 매일 스트레스 속에 자신의 시간을 가지지 못하고 불행한 삶을 살아간다

하루에 과연 내 시간은 얼마나 되는가

외부 압박 억지로 먹고 살기위해 참고 견디는 인내력 꼭 마쳐야 한다는 책임감 이러한 모든 것들의 속박에서 벗어나는 방법은 오직 거꾸로 세상을 바라보라

새벽거리를 청소하는 청소부가 내가 아니면 이 시간에 이 거리를 청소할 사람은 아무도 없다 이일이 나의 천직이구나라고 생각하듯이

26.

지금 이 생에서 편하게 살고 싶거든 네 가지 길이 있으니

자신이 맡은 일에 최선을 다하고 재산은 직업을 통해 얻어야하고 친구는 착한 친구를 사귀어야 할 것이며 균형 있는 생활을 꾸며야 하며 이 네 가지 법을 잘 한다면 이 세상에서 편안하고 즐겁게 살 수 있는 것을

지금부터라도 내 자리를 이렇게 만들어보자

27.
항상 자비로운 마음으로 세상을 보아라
어느 누구를 대할때에도 자비로운 마음이어야 한다
남이 꾸짖더라도 맞서 대항하지 말며 자비로운 미소로서 대해야 한다
설사 죄를 지어 감옥에 갇히더라도 그를 대함에 자비로와야 한다
항상 자신의 마음을 다스릴 때 남들이 업신 여기더라도 화내지 말고 치켜 세운다 해도 들뜨지 않으며 근심 걱정이 없어진다
입을 단속하여 함부로 말하지 말며 공연한 말로서 남을 상하지 하지마라
입을 단속 못하면 도를 구하기 어렵다

28.
다른 학문은 익히면 되고 기술은 연마하면 되지만 진리와 도는 깨달아야 한다
깨닫기 전에는 도저히 이해도 되지 않고 상상도 안 된다
마차가 지나 간다 마차와 말과 마부 이 세 가지가 박자가 잘 맞아야지
우리 인간도 이와 같다
마차는 육신이요 말은 마음이요 마부는 정신이다
과연 정신이라는 고삐를 잘 잡고 있는가 이 고삐를 놓치는 순간

불행의 삶을 살아간다는 것을 알아야 한다

29.
사람은 입으로 말하는 사람 머리로서 말하는 사람 가슴으로 말하는 사람이 있다

입으로서 말하는 사람은 순간적으로 생각도 없이 아침에 한말 저녁에 한말이 다른 경우이다 항상 말로 인해 시비가 붙는 구설수에 오르내린다

머리로서 말하는 경우 이 말을 하면 나에게 득이 될까 실이 될까 생각하면서 말 중간에 애하면서 말한다

가슴으로 말하는 경우는 있는 그대로 어머니가 자식에게 스승이 제자에게 친구가 우정 어린말 십년이 가도 변하지 않는 말 이것이 가슴으로 하는 말이다

가슴으로 하는 말은 분쟁이 일어나지 않고 스트레스가 일어나지 않고 대인관계에서도 원만해진다

부처님의 말이 살아있는 말 인 것을 지금부터 죽은말 하지 말고 살아있는 말만 하자구나

30.
허공은 텅 비어 있는데 은하 세계와 만물이 생겼다 머물렀다 약했다 사라지고 있구나

마음은 텅 비어 있지만 불기둥 자리가 가득차서 환하게 비추고 여러 가지 색깔들이 생겼다 머물렀다 약해졌다 없어지고 하나가 되니

이것이 공의 이치로구나

저녁마다 부처를 껴안고 자고 아침마다 부처하고 같이 일어나면 잠자는 것이 아니고 부처하고 하나되는 것이다

내 인생이 즐겁고 기쁘고 행복하니 이것이야말로 내 인생 멋지게 살아야지

31.

허물을 깨달으면 허물이 없어지고 허물을 탓하면 도리어 허물이 생기게 된다

깨치지 못한 사람이 하는 말은 바른 말을 해도 사도가 되고 깨친 사람은 틀린 말을 해도 정도가 된다

먼저 생각부터 바뀌는 공부를 하면 마음 말 행동 생활 습관 인격 운명이 바뀌게 된다

이 운명이 바뀌게 되면 내 인생이 바뀌게 되니 나의 삶이 즐겁기만 하구나

32.

이 세상에서 인간의 마음보다 빠른 것은 없구나

그렇기 때문에 이랬다 저랬다 하는 것이다

어제 태산같이 약속해 놓고서 자고나면 바꾸어 버린 것도 그 사람의 잘못이 아니다 바로 인간의 간사한 마음이다

결혼식장에서 머리가 파뿌리 되도록 영원히 사랑한다 해 놓고서 몇 년도 못가서 헤어지는 것은 어찌 보면 당연한 것이구나

이랬다 저랬다 해되는 이 마음 바로 잡는 공부 열심히 하여보자

33.

사람들이 세상에 태어날 때 날카로운 도끼가 있어 도리어 자기 몸을 해치고 마는구나

그것은 나쁜 말을 하기 때문이다

꾸짖어야 할 사람을 오히려 칭찬을 하고 칭찬을 해야 할 사람을 공연히 헐뜯는구나

자기가 한 말이 허물이 크다 가는 곳곳마다 마음이 무겁기만 하구나

도박이나 술로 재산을 탕진해도 그 허물은 작은것이다 나쁜 말로 험담하는 것은 이 허물이 큰 허물이다 않은 사람이 괴로움에서 벗어나지 못한 것은 진리를 헐뜯기 때문이다

34.

우리는 너무나 어리석기에 우리가 살고 있는 이 지구나 내것이라고 착각하고 있구나

조용히 머물다가 후손에게 물려주고 가야할 땅을 더 차지하고 지키려고 온갖 정열과 시간과 땀과 눈물을 다 바친다

마치 어린아이들이 강가에 모래밭에서 모래성을 쌓고 놀다가 저녁이 되니 모든 것을 다 버리고서 조용히 뒤도 돌아 보지 않고 집으로 돌아가는 것처럼 살다간 저 공동묘지의 무덤을 보면서 그 이치를 알지 못하는 어리석은 똑똑하고 현명한 미래의 부처들이여 올해는 멋진

공부하여 봅시다

35.
　우리가 살아가면서 많은 문제들로 인해 스트레스를 받고 분해한다
　이것을 인생 전체로 본다면 하나의 흘러가는 바람에 불과하다 흘러가는 바람을 잡고서 시비하는 사람을 우리 주위에서 많이 보게 된다
　살다가 하는 말 하나 하나에 시시비비를 따지고 드는 어리석은 행동이 나를 피곤하게 만드는구나
　아무리 기분 나쁜 소리를 해도 인생 전체로 본다면 하나의 티끌에 불과하구나

36.
　행복과 불행은 어디로부터 오는 것도 아니고 누가 만들어 주는 것도 아니며 어떤 환경의 변화에 의해서 얻어지는 것도 아니다
　행복과 불행의 기준은 본래 없는데 인간들이 자신의 뜻대로 되니까 행복하게 생각하고 뜻대로 되지 않으니까 괴로워 한다
　순간적인 행복은 한 순간의 추억밖에 되지 않으니 영원한 행복 영원한 자유를 찾는 공부하여 봅시다

37.
　봄바람은 따스하고 여름바람은 시원하고 가을바람은 차갑고 겨

울바람은 매서운 것은 어떤 이치인고

본레 바람은 시원한 것도 따스한 것도 매서운 것도 싸늘한 것도 아닌데 인간들의 마음에 따라 이렇게 받아 들이는구나

이 세상은 본레 모습 그대로인데 인간들의 간사한 마음으로 분별심을 내어 보기 때문에 행복하다고 생각하는 사람 불행하게 생각하는 사람 자살하는 사람 살인하는 자가 생기는 것이구나 이 모두가 하나의 자유를 가지려면 자연의 이치를 깨달으면 모든 것이 해결되는데

38.

똑같은 두 사람이 한라산을 중간쯤 올라가다가 한 사람은 정상을 바라보고 아직도 멀었구나 하면서 한숨을 내쉬면서 괴로워하는 사람이고 다른 사람은 아래로 내려다보면서 언제 내가 이렇게 많이 올라왔노 하면서 즐거워한다

이와 같이 같은 입장에서도 긍정적인 사람이 있는가하면 부정적인 사람이 있다

이와 같이 세상을 바라보는 마음자세가 어떤가에 따라서 행복과 불행의 차이가 결정되는 것이다

이것이 바로 일체유심조

39.

이 세상에서 가장 빠른 것은 인간의 마음이구나 그러기에 이랬다 저랬다 하는 것이다

어제 태산같이 약속해놓고 자고나면 바꾸어 버린 것은 그 사람 잘

못이 아니다

깨치지 못한 마음은 결혼식장에서 머리가 파뿌리가 되도록 영원히 사랑한다 해놓고서 몇 년도 못가서 헤어지는 것은 당연한 것이라네 이런 마음 바로 잡는 멋진 공부 하여 봅시다

40.

분별이란 어떤 사물을 대하였을 때 좋다 싫다 보통이다라고 생각하는 것을 말한다 그 사람 첫인상이 좋아 저사람 사기꾼같이 생겼구나 그저 그래라는 세 가지 느낌을 말한다

좋은 느낌을 드는 사람과는 이야기하면 즐겁고 나쁜 인상가진 사람과 가까이 하거나 대화하기도 싫고 피하고 싶고 그저 그런 사람과는 그저 보통이다

이 세 가지 느낌을 가지고 있는 한 행복해질수가 없다

기쁘고 성나고 즐겁고 괴로움속에서 벗어날 수가 없다

마음의 평화를 찾는 방법은 먼저 이 세 가지 선입견을 다시 말해 분별심이 없을 때 항상 고요하고 평화롭고 자유로운 삶을 살수있다 첫인상 첫느낌 선입견이 사라질수 있는 방법은 있는 그대로 보면 된다

한사람이 온다라고만 생각하면 되는데 옷이 왜 저런 것 입고 있지 머리스타일은 촌스럽구나 화장냄새가 독하구나 살기가 어려운가 보지라는 생각을 하지말자

있는 그대로 보는 습관을 가질 때 내가 편해진다네

41.

수레와 말과 마부가 물건을 싣고 간다

수레는 우리의 육신이요 말은 우리의 마음 마부는 우리의 정신이다 마부가 술을 먹지 않고 바르게 정신 차려야 수레가 정상적으로 간다 짐은 우리의 인생 마차가 잘 가고 있는지에 따라 우리의 인생을 편하게 살아갈 수 있다 이 세 가지를 항상 머릿속에 두고 이 지구상에 머무는 순간까지 편한 인생 멋진 인생 행복한 삶을 살다가 웃으면서 조용히 지구를 떠나봅시다

42.

나는 태양이다 온 세계를 밝게 비춰주는 광명의 빛 내 행동이 미치는 곳마다 마음의 문을 열고 새로운 변화로 세상을 바라보는 눈을 가지기를 바라면서 따스함과 부드러움과 아름다운 말씨와 바른 태도와 정당한 사고로서 좋은 인상을 내 주위에 심어줌으로서 나의 업장은 사라지며 인생관이 바뀌게 된다

내 인생은 아니 나의 운명은 누구에 의해서 바꿀 수 있는 것이 아니라 나 자신이 바꾸어야 한다 이 세상의 주인은 나 인것을 분명히 알고 주인답게 살다가 자연으로 돌아가자

43.

내가 괴로운 것은 누구 때문이라고 생각한다면 나 자신은 영원히 그 괴로움에서 벗어나지 못한다 나의 괴로움은 내가 만드는 것이다

다시 말해서 내 안에 그 원인이 있다 나 자신이 세상을 바라보는

눈이 밝아야 한다

어떤 편견을 가지고 보면 안된다 있는 그대로 봐야한다

어떤 생각을 덮어씌우지 말라는 말이다

저 사람 옷 색깔이 유행이 지난 것이야 촌스럽게 유치하게 라는 식으로 내 생각을 보태지 말라는 것이다 있는 그대로 보라는 말이다

꾸미지 않고 세상을 보면 괴로움은 저절로 사라진다

44.

이 세상에 사는 사람들은 세 종류의 사람들이 있다

이 세상이 너무나 아름답고 행복하다는 사람이 있고 그저 그렇다고 하는 사람 사는 것이 너무나 괴롭고 고통스럽다고 하는 사람이다 여기서 긍정적으로 사는 사람 부정적으로 사는 사람 이 차이로 사물을 대하는 차이밖에 아무것도 없다

행복의 기준은 만족 불만족 이것밖엔 없는 것이다

달셋방에 살면서도 행복한 사람이 있는가하면 대기업가들이 서로 싸우는 것을 보라 행복의 기준은 물질에 있는 것이 아니라 내 마음속에 내면속에 있는 것을 깨달아야지

45.

내가 공부하면서 부처님의 말씀 속에는 예수님이 하신 말씀 속에는 맹자께서라고 하면서 도적질 하지 말고 내 말만 하자구나 죽은 소리를 우리는 너무나 하고 있다

내 소리 내 말 내 정신을 표현해야지 남의 말을 종이에다 써서 쳐

다보면서 말하는 도적질은 내 인생 발전에 시간만 낭비하게 된다

　내 생각이 불경 속에 있는 말과 같구나 내 판단이 성경의 말씀과 같다라고 고개를 끄덕할 때 나는 깨달은 것이다

　성경과 불경은 버울에 불과한 것이지 진리는 내 안에 있다네

46.

　내가 공부하는데 들을 수 있는 공부가 있다면 스스로 이것을 듣고 이해하여야 한다

　다른 사람의 도움을 받거나 의지해서는 절대로 깨달을 수가 없다 남으로부터 도적질한 것이다 내 공부가 안다는 것이다 도적질한 것이다 그렇기 때문에 영원히 내 공부가 될 수 없다는 말이다 그러기에 스스로 깨닫고 이해하여 내 것으로 가질 때 비로소 내 공부가 된다네

47.

　화를 내면 공덕이 무너지고 욕심이 생기면 공덕을 막아버린다 어리석은 마음을 버리면 두려움이 사라진다 괴로움의 불을 꺼야 비로소 최상의 즐거움을 누리게 된다

　분노와 욕심을 놓아버려야 번뇌의 굴레를 벗어나게 되고 물질적인 것과 생각에 집착하지 않고 모든 것이 텅 비어 있는 것임을 눈 뜨게 된다

48.

　우리가 왜 종교를 믿는가하면 스트레스 받지 않고 항상 마음이 편

하고 즐거우며 이 지구가 너무나 아름답고 멋지고 나를 만나는 사람마다 아름다운 모습으로 대할 수 있고 하루하루가 즐거움 속에서 놀 수 있는 비법을 배우고 죽을 때 고통없이 미련없이 웃으면서 나 먼저 간다 하고서 눈물 한 방울 흘리지 않고 웃으면서 하직인사하고 편하게 지구를 떠날 수 있는 자세를 갖추는 지혜를 가지는 것이다

49.

진정한 불사란 것은 절 짓고 탑 쌓고 부처님 조성하는 것이 아니라 내가 지금 받고 있는 과보는 과거로부터 인연에 의해 지어온 업으로 인해 고통을 받는 것이니 이 모든 것들이 허망한 것인 줄 알고 마음을 챙기고 살아간다면 이것이 바로 부처의 생활이다

인연따라 만나게 되는 내 이웃에게 한 몸으로 생각하고 자연이 조건없이 베푼다면 이것이 바로 불사라고 하는 것이다

이 마음을 통해 마음대로 멋진 불사 해봅시다

50.

모든 학문이나 지식 상식은 익히면 되고 기술은 반복적으로 계속 연습하면 된다

하지만 진리와 도는 익히거나 연습해서 되는 것이 아니다 깨달아야 하는 것이다 진리와 도는 깨닫기 전에는 상상도 이해도 될 수가 없는 것이기에 지식과 과학으로 이해하려는 노력은 시간만 낭비하는 꼴이 되는 것이니 바른 선택을 해야한다

도를 깨닫기 전에는 절대로 마음의 평화 현실 속에 만족을 이룰

수가 없는 것이다

51.
매일 내가 느끼는 분노는 어디에서 온 것이 아니라 내 안에서 내가 만든 것이라네

문진에 대한 집착 여자 남자에 대한 집착 오래 살고 싶은 집착 음식에 대한 집착 명예나 권력에 대한 이 다섯 가지의 집착과 욕망을 채우기 위해 내 인생 다 바쳐 보지만 제대로 되지 않으니 화가 치민다 이 다섯 가지를 오욕락이라 하는데 이 오욕락을 머릿속에 깊이 새기고 채우기 위해 살아간다면 영원히 분노 속에서 벗어날 수가 없다

정자 밑에서 잠시 쉬어가는 인생인데 이 정자를 내 것으로 만들려는 어리석은 행동은 하지 말아라

52.
우리가 하루에 일을 시작함에 있어서 제일 먼저 마음을 챙기고 나서 온갖 일을 한다면 모든 것이 바로 수행이 되고 기도하는 시간이 된다

그러니까 빨래하고 청소하고 식사 준비하고 시장 보러가는 이 모두가 다 해인삼매라고 하는 것이다

해인삼매란 깨끗한 바다 속을 한눈에 다 들어다 보이는 현상이다

우리 인생 전부가 다 보이는 것과 같은 것이라네

열심히 공부합시다

53.
과거 현재 미래를 한꺼번에 바라볼 수 있는 지혜
최고 깨달음의 부처님의 지혜
장애를 받지 않게 하는 진리의 지혜
진리의 세계는 무량무변하다는 지혜
내 주위를 충실히 바라볼 수 있는 지혜
모든 중생들을 분별하는 지혜
최고 깨달음을 여는 부처님의 지혜
이러한 지혜들을 매일 매일 우리의 노력으로 익히고 깨닫고 수행을 통해 내 것으로 만들어 나가야 한다

54.
누구라도 부딪치지 않을 것은 부딪치지 말아야 한다 부딪치게 되면 반드시 손해를 보게 된다

건너지 못할 곳이라면 건너갈 생각을 하지 말아야 한다 성낸 곳에서 성내지 않으면 마음이 편하여 번뇌가 사라지고 미움을 미움으로 대하면 그 미움이 반드시 미움으로 자기를 괴롭힌다

미워하는 사람이나 미움을 미움으로 대하는 사람이나 그 누구도 재앙을 벗어나지 못한다

원망을 원망으로 갚지 말아야 원수를 항복받게 되고 승자가 되어 자유인이 된다

55.

이 세상에는 내 것은 하나도 없는데 어리석은 바보들은 자꾸 내 것이라 우기는구나

지금은 허공에 구름이 덮고 있지만 잠시 후에는 흔적조차 없는 것과 같이 우리 인생도 이와 같은데 이것을 알아차리지 못하고 내 것 챙기는 꼴 불쌍하구나 어서 정신 차려서 조용히 조용히 있다가 웃으면서 떠나도록 멋지게 저 허공과 같이 살아봅시다

56.

우리가 이 세상에 태어나기 전 어머니 뱃속에서 자랄 때는 태아이고 태어나니 애기가 되고 유치원에 가니 어린이 학교에 다니니 학생 군인 청년 결혼하니 아버지 어머니 늙으면 할아버지 할머니 죽은 후엔 영혼이다

이렇게 인연에 따라 이름이 달라지게 불리고 있지만 그러나 결국은 본심은 한자리 올바른 정신을 지니고 있으니까 아름다운 세상 속에서 멋진 인생 보낼 수 있구나

이 아름다움의 세계에서 나 혼자만 즐기지 말고 내 주위에 마주치는 사람들에게 멋진 향기 뿌려보자

57.

화가 나면 그 원인을 밖에서 찾게 되면 집착이 되어서 원인을 찾을 수가 없다 오히려 더 집착이 강해서 괴로움만 더해진다

한 생각 도리켜서 그 원인을 자신속에 있다고 생각하고 자신을 살

피면 고요해져서 미련을 두지 않으니 이 얼마나 평화로운가

화란 표현하니 죄가 되고 참으니 병이 되고 그 원인을 밖에서 찾으니 집착이요 내 안에서 찾으니 얼마나 편한가

58.
화는 왜 생기는가

내 마음자리를 모르니까 어리석음이 생기고 어리석음에서 욕심이 일어나게 되고 이 욕심이 내 뜻대로 되지 않으니까 화가 치밀어 오르게 되는구나

그러니까 온갖 번뇌 속에서 내 자신이 한없이 고통 속에 빠져서 지옥이 되는구나

내 마음자리를 알고 보면 치밀어 오르는 화와 욕심과 어리석음이 물거품이요 안개요 번갯불이요 아침이슬이라는 것을 알게 되는구나

59.
이 세상에서 내가 잘났다고 생각하면서 내말을 남들이 다 들어주기를 바라는 사람 내 고집을 끝까지 부리며 내 이익만 생각하며 잘난 체하며 자존심만 내세우면서 남이 한소리하면 못 견디면서 펄펄 뛰면서 괴로워하며 몸부림치며 야단치는 어리석은 생활을 하는 이 모두가 아상이라네

이 아상을 버리지 않은 한 절대로 내 자신이 자유를 얻을 수 없다는 것을 알아야 한다

60.

평상심을 가지려면 어렵게 생각할 필요 없이 졸리면 자고 배고프면 밥 먹으면 된다

날마다 좋은날 날마다 평상심을 가지면 된다

주의할 것은 아무리 평상심을 가졌다하더라도 자신과 우주가 어긋나지 않는 법칙을 엄격하게 지켜야 한다

나를 지워버릴때 나와 우주가 하나가 되고 우주가 바로 나다

이 경지가 바로 날마다 좋은날 평상심이 도가 되고 대자유인이 되는 것이다

61.

내 삶이 편해지려면 그 방법은 간단하다 내가 상대에게 맞추면 된다

상대를 이해하면 내 가슴이 후련하고 상대를 이해하지 못하면 답답해진다

내 생각을 좁게 생각하면 바늘구멍같이 좁아지고 반대로 마음을 넓히면 우주가 다 들어가도 텅 비어있다

우리 모두 좀 크게 살아가도록 노력합시다

62.

어리석은 사람은 비가 오면 날씨가 나쁘다 하고 비가 그치면 날씨가 좋아졌다고하고 햇볕이 나면 가뭄이 든다고하고 비가 계속 내리면 장마가 진다고 야단이구나

그러나 이 우주는 인간을 위해서 있는 것이 아니다 우주의 입장에서 본다면 소나기도 태풍도 홍수도 가뭄도 모두가 자연현상일 뿐이다 그러니 우주 전체의 입장에서 보면 모두가 날마다 좋은날이구나

63.
모든 것을 우주의 입장에서 생각해야 한다

우리 자신이 좋다 나쁘다라고 생각하고 선이니 악이니 분별하는 그 자체가 바로 우주의 입장에서 생각하지 않고 비가 내리면 날씨가 나쁘고 그치면 좋다고 생각하는 것과 같다

이것은 바로 우주와 나 자신을 분리시켜 생각하기 때문이다

우리가 무엇 때문에 이렇게 고생하며 수도하느냐하면 우주의 법칙을 바로 깨닫기 위해서라는 것을 알아야한다

64.
바람은 한 바람인데 겨울에 부는 바람은 차고 여름에 부는 바람은 시원하고 봄바람은 따스하고 가을바람은 싸늘한가

달은 하나인데 초생달은 작고 보름달은 큰가

바로 이것이 우주의 원리 그 높은 경지를 알려고 하지 않고 자신을 우주와 분리시켜 소인이 되었기 때문이구나

65.
우리의 눈은 우주 전체를 볼 줄 알면 그 순간부터 자유인이 된다

이 자리가 깨달음의 경지에 올라서는 자리다

우주 전체의 입장에서 보면 장마나 가뭄이나 찬바람이나 따스함이나 밤의 어둠이나 낮의 밝음 이 모두가 우주의 생활일뿐이구나

66.
우리는 대인관계에 있어 언어를 사용해서 나 자신을 표현할 수 있는 것은 불과 30%도 못된다는 사실을 모르고 있다

그러기에 말 한마디에 단어 하나하나에 화를 내고 웃기도 한다 그러나 말은 하지 않아도 나의 눈빛 미소 얼굴표정 태도 자세 겸손 자리 양보를 통해 비언어적 표현이 얼마나 중요하는가에 대해서는 생각을 하지 않기 때문에 얼마나 상대에게 불쾌감을 주는지에 대한 의식을 하지 못하고 있다 나의 태도와 자세 행동이 바로 포교활동이라는 것을 의식해야 한다

67.
어리석은 사람들이 생각하기를 부처님과 예수님에게만 천국과 극락이 있고 우리에게는 꿈도 꿀 수 없다고 항상 머릿속에 생각하고 예수님이다 부처님이다 죄다 복이다 천국이다 지옥이다 이렇게 생각하면서 이름과 모양과 종교에 집착하지만 부처의 세계는 별난것이 아니라 무엇을 특별이 어떻게 해야한다고 생각하지 않는 그 자리에 앉아라

68.
어제 폭풍우가 치는 관계로 모든 비행기가 결항되니까 한 승객이 고함을 치며 마치 오늘 내가 죽는 것 같이 목숨 걸고 길길이 날뛰는 것

은 비단 그 사람의 행동이라고 볼 수가 없구나

우리들 모두의 행동인 것을 깨닫지 못한 사람의 일상생활 깨달은 이는 우주진체 속에서 비오는 것 폭풍이 치는 것 이 모두가 우주의 질서인 것을 우주의 질서만 잘 아는 것이 바로 편하게 사는 비법

내 속에 우주가 아닌 우주 속에 나를 볼 수 있다면 절대로 저렇게 길길이 뛰는 어리석은 행동은 없는 것을

69.

축생이라는 것은 짐승을 말하는 것이 아니라 몸은 사람이지만 여우같이 의심이 많은 사람 소같이 미련한 사람 늑대같이 남을 덮쳐서 욕심을 채우려는 사람 돼지같이 욕심내어 먹으려는 사람 사자같이 군림하려는 사람 용같이 술수를 부리는 사람 원숭이 같이 잔꾀를 부리는 사람 이런 사람들을 축생이라 하는데 여기에 바른 정신 주인공이 자리 잡는다면 축생에서 벗어날 수 있는 것을

70.

우리는 자식에 대해 너무나 집찰을 하여 자신의 전 인생을 바쳐 정성을 다 바쳤지만 뜻대로 되지 않으니까 펄펄 뛴다 스무살 전에 효자가 있지만 스무살이 넘게 되면 효자가 없다

영원한 내 자식이라고 착각한다면 괴로움 속에서 벗어나기란 힘이 든다

자식이 나를 괴롭힐 때는 조용히 과거 우리 엄마도 내 같은 시련을 당했다고 생각하고 나는 과연 우리 엄마한테 잘했나만 생각한다면

세상의 이치를 알게 되리라

71.

나는 우리 시어머니의 며느리고 내 남편의 아내이다 시어머니의 마음을 맞추자니 남편의 마음이 상하게 되고 남편의 마음을 맞추자니 시어머니가 섭섭해한다

그러니 며느리 노릇도 제대로 못하고 아내의 노릇도 제대로 못하니 이쪽 저쪽 눈치보고 사니 얼마나 괴로운가

이것을 취하자니 저것이 아깝고 저것을 취하자니 이것이 아깝다

이 문제를 해결방법은 바로 날마다 좋은날이다

잘 생각해보라

72.

평상심이 도라고 했는데 어렵게 생각할 것 없이 졸리면 자고 배고프면 밥 먹고 날마다 좋은날이면 된다 아무리 평상심을 가졌다 할지라도 자기 자신과 우주가 어긋나지 않는 법칙을 엄격하게 지켜야 한다 나를 지워버릴때 나와 우주가 하나가 되고 우주가 바로 나다

이경지가 바로 도의 자리인 날마다 좋은날 평상심이다

73.

밀밭에 벼가 나면 잡초이고,

보리밭에 밀이 나면 또한 잡초입니다.

상황에 따라

잡초가 되는 것이지요.

산삼도 원래

잡초였을 겁니다.

사람도 같습니다.

제가 꼭 필요한 곳, 있어야 할 곳에 있으면

산삼보다 귀하고,

뻗어야 할 자리가 아닌데

다리 뻗고 뭉개면 잡초가 된답니다.

타고 난

아름다운 자질을

제대로 펴지 못하고 잡초로 살아가는 사람들이

너무나 많지요.

보리밭에 난 밀처럼, 자리를 가리지 못해

뽑히어 버려지는 삶이 얼마나 많겠습니까.

그러나 우리 각자는

이 세상에

하나 밖에 없는

그 무엇과도

바꿀 수 없는
너무 소중한 존재입니다.

우리 모두가 타고난 자신 만의 아름다운
자질을
맘껏 펼치시어
"들풀"같이
아름다운 세상을 만드시는 분들이 되시기를
바랍니다.

산삼이라도
잡초가 될 수 있고, 이름 없는 들풀도 귀하게
쓰임 받을 수 있습니다.

현재
자기가 있는 자리가 가장 좋은 자리라
생각하고

감사한 마음으로
선한 영향력을 끼치며 살아가는 사람이
복 있는 사람입니다.

74.

우리는 어리석게도 우주의 생활을 모르고 있다

우주 전체의 입장에서 보면 찬바람이나 더운 바람 소나기 벼락 홍수 가뭄 폭풍우 벼락 혹한 번개 아지랑이 낮과 밤 전쟁과 평화 이 모두가 우주의 생활인 것을 우주속 에 살아가면서 우주의 생활을 알지 못하고 짜증내고 미치겠다고 날뛰는가 정확히 우주 생활 속에 살아가는 것이 바로 도인의 경지라네

75.

부처님의 입으로 나온 경전은 방편이다 참다운 가르침이 될 수가 없다 마음과 마음으로 전해지는 것이 참다운 가르침인 것이다 아무리 좋은 음식에 대해 열 시간 동안 설명해봐야 자신이 직접 먹어 본 것과는 설명이 될 수 없는 것이다 아무리 금강산이 좋다고 자랑을 해봐야 한번 구경한 것과는 비교가 되지 않는다 부처님의 마음 정신 사상이 뭔지 이심전심으로 알아보는 공부 열심히 해보자

76.

스승의 역할은 계란이 거의 다 부화되었을때 껍질을 쪼아 병아리가 나올 수 있도록 도와주는 것이 바로 스승이다 병아리가 안쪽에서 깨고 나오는 것을 침묵이라하고 밖에서 알을 품어주고 알을 쪼아주는 것이 큰 스님의 법문이다 그러니 바른 스승 찾아서 멋진 공부 하여보자

77.

이 세상은 본래부터 높은 것도 낮은 것도 얕은 곳도 깊은 곳도 없다

인간들이 멋대로 분별심을 일으켜 산이니 꽃이니 아름답다느니 하면서 고정된 이름을 붙인다

모든 물체들은 우리에게 명함을 내밀면서 이름을 불러달라고 부탁한 것이 아니다 사람들이 마음대로 지어서 아름답다 흉하다 풀이하고 있기 때문에 사람의 분별과 고정된 관념을 부수는 것이 바로 도인 것이다

78.
이 세상이 번거롭고 괴로운 것은 내가 편안하고 즐겁게 살겠다는 욕심을 부리기 때문이다 내가 모든 즐거움을 버리고 불편을 벗으로 살겠다는 생각으로 살면 번거롭고 괴로운 생각은 없다 즐거움을 버리고 견디기 어려운 일을 능히 하겠다고 결심할 필요도 없다 나 하나만 지워버리면 모든 것이 다 고요해진다

79.
전체를 바라보지 못하고 한쪽만 보고서 좋다 나쁘다 판단하는 어리석은 행동이 나를 파멸의 길로 가게 한다 산골짜기를 보고 이산이 아름답다고 생각하지마라 산 전체를 봐야한다 바둑을 뜰 때도 한쪽만 보면 지게 된다 이같이 우리는 항상 전체를 보게 되면 이것이 바로 해인삼매라고 하는 것이다 우리의 삶도 이같이 인생전체를 한눈에 바라보고 살아간다면 순간의 어려움도 극복하고 깨달음의 경지에 한발 다

가갈수있는 조건이 마련 된다 이제 시간이 얼마 남지 않았다 멋진 인생 살아보자

80.
이 세상에 태어난 이상 멋지게 놀다가 멋지게 죽는 연습을 매일 하면서 살아가야 한다

항상 오늘이 마지막 날이라고 생각하면서 하루를 맞이한다면 이것이야말로 최선을 다하는 삶이라는 것을 알아야한다 오늘 이순간이 나의 마지막 날이라고 생각한다면 누구를 미워하거나 다투는 일은 결코 없을 것이다

이러한 생활을 한다면 아니 생활 자체가 무의식적으로 된다면 도의 경지에 오른 사람이다

81.
행복과 불행은 본래 없는 것 우리들의 사고방식에 따라 행복과 불행이 결정되는 것이다

지금 그 자리에서 모든 사물을 긍정적으로 받아들이느냐 아니면 부정적으로 보느냐에 따라 내 인생이 달라지는 것이다 먼저 내 안에 있는 사고방식을 바꾸는 일이 중요한 것이라는 것을 알아야 한다 이 작업이 먼저 되지 않고서는 한발자국도 행복에 대해서는 생각할 수도 없는 것이다 오늘부터라도 모든 사물을 긍정적으로 바라보는 지혜를 가지도록

82.

오늘은 날씨가 비가 오지만 우주 전체로 보면 비가 오는 것도 아닌 자연의 일상생활이다

그런데 우리 인간들이 생각하기를 오늘 날씨가 아주 나쁘다고 생각한다 이처럼 인간들의 마음은 간사하기 때문에 시간과 상황에 따라서 변해지는 것을 어떻게 하면 청정한 마음을 항상 유지할 수 있을까

이것은 바로 우주 생활 자체를 생각한다면 이러한 마음에서 벗어날 수가 있다 먼 허공 대기권 밖에서 지구를 바라본다면 하나의 움직임에 불과하다는 것을 알 수가 있다

만일 이렇게 볼 수 있는 눈을 가진다면 순간적인 변화에 대해 그대로 받아들이고 마음의 평화 현실의 만족 가정의 안정을 이루어 극락 속에 머물게 될 것이다

83.

이 세상에 네 종류의 수행자가 있나니 도를 실천함이 뛰어난 스님이 있고 도를 설명함이 법문을 잘하는 스님이 있고 도를 의지하여 생활하는 스님이 있으며 도를 핑계 삼아 악행을 저지르는 스님이 있다

속은 삿된 뜻을 품으나 겉으로는 그럴듯하게 꾸며 거짓을 일삼고 성실하지 못하니 이런 스님은 도를 핑계 삼아 악을 짓는다 이런 스님은 구리에다 금을 도금한 것 같으니 일반신도들은 이런 스님을 보고 훌륭한 스님이라 말한다

우리 불자들이 열심히 공부하여 눈을 뜨게 되면 이런 수행자들은 사라지게 된다

84.

수행자가 한 곳에 오래 머물게 되면 나쁜 일이 생기게 된다

지금 살고 있는 절에 집착이 생겨 남에게 빼앗길까바 두려움이 생기고 재물에 욕심이 생겨 잃어버릴까 걱정이 생긴다

속가 사람들이 재물에 매달리듯 재물 그 위에 자기와 친한 사람이 남과 친해질까 질투가 생기게 된다 이러한 연고로 수행자는 한 곳에 오래 머물지 말아야 한다

85.

네 종류의 수행자가 있다 경전을 큰소리로 읽으면서 가르쳐 주지 않은 수행자는 천둥은 치면서 비가 내리지 않는 것이요 행동거지는 점잖고 좋은 일을 하면서도 경전을 읽지도 듣지도 않고 남에게 말해주기를 좋아하는 수행자는 비는 내리나 천둥은 치지 않는 수행자요 계행도 지키지 않고 선행도 하지 않으며 경전을 읽지도 않고 말해주지도 않는 수행자는 비도 내리지 않고 천둥도 치지 않는 수행자며 경전도 읽고 행동도 잘하며 계행도 잘 지키며 신자들에게 경전도 잘 설해주는 수행자는 천둥도 치고 비도 내리는 수행자다

과연 어느 수행자를 찾아 공경해야 하는지

86.

지금 우리가 행복하려면 자신이 맡은 일에 최선을 다해야하며 재산은 직업을 통해 얻어야 하고 친구는 착한 친구를 가까이 해야 하며 균형있는 생활을 꾸려야 한다

이 네 가지 법을 성취한다면 이 세상에서 편안하고 즐겁게 살아갈 것이다 균형있는 생활이란 배고프지 않으면 먹지 말고 항상 하루일과를 즐겁게 온 종일을 기도하는 마음으로 살면 된다 억지로 공부한다고 노력하지마라 자연스럽게 있는 그대로 긍정적으로 사물을 바라보면 되는 것이다

87.
우리는 너무나 내 주위사람들과 마찰을 빚고 살아 간다 내 중심에서 모든 것을 생각하고 판단하고 처리하기 때문에 이렇게 분쟁과 갈등 속에서 경계하고 긴장하는 삶을 살아 간다 꽃을 좋아하는 사람은 꽃을 꺾어가지만 진정으로 꽃을 좋아하는 사람은 꽃에 물을 준다

우리는 상대방을 배려하고 존중한다면 내 마음대로 걸어갈 것이 아니라 내 발걸음을 상대에게 맞추어 걸어갈 때 진정한 불통이 소통으로 바꾸어지며 교류가 이루어지며 분쟁과 갈등 고독의 늪에서 벗어난다네

88.
우리는 태어나는 순간부터 부모님과 만나게 되었고 자라면서 친구를 만났고 성숙해지고 보니 사랑을 만나게 되구나

사랑의 열매가 자식이구나 누구를 만나느냐에 따라 나의 삶이 바꾸어지게 되는구나

행복해질수도 불행해질수도 그러기에 우리인생은 인연에 의해서 모든 것이 이루어지기도 하고 실패하기도 한다 우리는 누구를 만나느

냐에 따라 향기가 날 수도 있고 썩은 냄새가 날수 있으니 이왕 이렇게 만난인연 향기 나는 삶을 살아 갑시다

89.

중생의 마음은 너무나 바쁘기만 하구나

이 생각 저 생각 꼬리를 물고 물어 바쁘게 돌아 가구나 지나간 생각에 바쁘고 추억을 되세기니 바쁘고 지금 현실 속에 당면한 일에 바쁘고 해쳐나가자니 힘들어서 바쁘고 다가올 미래를 생각하자니 두려운 생각에 바쁘고 이같이 중생들은 매일매일 번뇌 망상이 끝없이 펼쳐지는 바람 잘날없이 이곳저곳 옮겨 다니는 이 간사한 마음을 우주 질서를 생각한다면 모든 것이 저절로 사라질것인데

90.

법보시란 편안하고 부드러운 눈빛으로 상대를 바라보는 것이 1번이요 자비로운 얼굴로서 상대를 바라보는 것이 2번이요 아름답고 공손한 말로서 상대에게 말하는 것이 제3이요 예의바르고 친절하게 상대를 대하는 것이 4번째이고 어진마음을 가지고 상대를 대하는 것이 5번째이고 항상 자리를 양보라는 것이 6번째이고 상대를 편안하게 해주는 것이 7번째이다 이것이 법보시이다

나와 만나는 사람에게 좋은 인상 느낌 이미지를 남겨주고 다시 보고 싶게 해주고 즐겁게 대해주는 것을 법보시라고 한다 좋은 말만 글귀만 상대에게 주는 것이 아니라 나의 행동 생활 습관 노력을 자연스럽게 상대에게 표현하는 것이 멋진 삶의 향기라는 것을 마음속에 새

겨서 무의식중에 생활하도록 노력합시다

91.

아는 것이 조금 있다고 해서 스스로 자랑하며 뽐내면서 남을 업신여긴다면 마치 눈 먼사람이 촛불을 든것과 같구나 남을 비추지만 자기를 밝히지 못하는구나 자기 자신은 어리석으면서 남들을 비춘다고 횃불을 들고 다니니 그대들이 아는것은 하나의 티끌에 지나지 못하다는 것을 모르는 것과 같구나 먼저 자기 자신을 바라 볼 수 있는 노력이 중요한 것을

92.

한소리를 듣고 그 말에 화가 치미는 이유는 어떤 연유인가 한소리를 듣고서 좋아 날뛰는 그 이유는 어떤 연유인가 한소리 그 자체는 한 순간에 지나가는 번갯불에 불과한데 어찌 그 말에 온갖 감정을 다 쏟아서 화를 내기도 웃기도 하는 것인지 말 이전에 말 이후를 생각한다면 큰 의미가 없는 것인데 하나의 번개가 일어났다가 사라지는 것에 불과하거늘 그 말 한마디에 내 신경이 곤두선다는 것이 우스운 일이지 지금부터 말 이전에 말 이후에 생각한다면 너무나 편안한 삶을 살아갈 수 있는 것인데 전체를 보는 지혜를 가지시기를

93.

지구라는 별에서 우리가 머무를 수 있는 시간 얼마 남지 않았다 낭비 하지 말고 시간을 잘 활용하자

94.

행복 불행은 사고방식의 차이인데 밖에서 찾으려고 한다면 영원히 찾을 수 없는 것을 내면에서 찾자

95.

중생들이 괴로움에서 벗어나지 못하는 이유는 목표를 잘 정하지 못했기 때문이다 돈 이성 마약 도박 자식들에 강한 집착을 버리지 못하고 있기에 괴로움에서 허덕이고 있다 잠시 이 지구라는 별에서 내 곁에 잠시 인연이었다가 헤어지는 물거품 같은 존재인데 어찌 강한 집착으로 목숨까지 내 놓을 정열을 낭비하는지 이것이 잘 이루어지면 웃고 잘못되면 울분을 참지 못해 길길이 뛰는 지옥 속에서 살아가는 그 모습이 술 취한 원숭이 꼴이구나 그 강한 집착의 대상을 영원한 행복 현실의 만족 마음의 평화 찾는 것으로 바꿀 수 있다면 바로 이 지구가 극락이구나

96.

살아있다는 것은 자신의 아름다움을 표현하는 것이다 표현이란 나를 만나는 모든 것들에게 감사하는 마음 만족을 느끼는 마음 긍정적인 생각과 부드러운 자기표현을 무의식중에 나타낼 수 있도록 항상 노력해야만 내 인생에 발전이 있는 것이다 의식적으로 생각하면서 표현한다면 감정의 변화 주위환경에 따라서 표현 방법과 내용 상대의 반응 등도 차이가 생길 수 있다 항상 건전한 생각 부드러운 표현 변함없는 표정으로 좋은 인상을 주는 것이 나의 멋진 삶의 원칙으로 생각

하는 것이 습관화 되는 것이 진정한 법보시라네

97.

어둠이 사라지니 하루의 역사가 시작되구나 오늘도 나와 인연 맺는 모든 이들에게 맑은 미소로 대하리라 이것이 올바른 기도요 나의 수행이요 법보시인것을 그 어떤 진언이나 염불도 공덕이라도 이같은 즐거움이 되지 못하거늘 오늘 하루가 최선의 하루가 된다면 성인에게 부끄럽지 않는다네 매일 이같은 생활이 무의식 중에 행해진다면 그대들 모두가 부처인것을

98.

실록의 풍성함이 대지에 깔렸구나 누가 자신의 자태를 봐주면서 칭찬해주는 이 없지만 그래도 아름다움을 나타낸다 우리 인간도 이 자연과 같이 누가 알아주기를 바라지 말고 있는 그대로의 모습을 표현한다면 마음의 자유와 평화 현실의 만족이 저절로 이루어져 극락속에 살게 될 것인데 누가 알아주기를 바라고 남에게 잘 보일려고 하고 남을 의식하는 삶을 살아가니까 얼마나 고통스러운가 자연속에 모상 법문을 들을 수 있는 지혜를 가지기를 부탁드립니다

99.

어리석은 사람은 매일 봉사활동과 인욕과 참회한다고 참선한다고 기도한다고 허송세월만 보내고 있구나 아무리 나뭇가지 친다고 가지가 않나오나 뿌리채 뽑아버리면 되는데 우리도 뿌리인 주인공 정신

의 자리만 바꾸면 되는데 생각과 판단 말같은 것이 바꾸는 것이 아니라 사고방식 의식구조 무의식 속에 있는 잠재의식만 바꾸면 곧 극락속에서 멋진인생 살 것인데

100.
골짜기만 보고서 이산이 아름답다라고 말하는 것이 중생들이다 산 전체를 바라보고서 이 산이 아름답구나 라고 표현하는 것이 성인의 눈이다 이같이 우리도 말 한마디에 단어 하나에 신경을 곤두세우고 꼬리를 물고 따지고 하는 중생의 좁은 생각에서 벗어나지 못하고 있다 지금부터 넓은 사고로서 전체의 흐름을 바라보고 인생전체의 입장에서 생각한다면 작은 것에 연연하지 않는 대인이로구나

101.
중심이 자리를 잘 잡고 있어야 모든 것들이 제자리를 지킨다 중심이 그 위치가 확고하지 못할 때 모든 것들이 균형이 무너지는 것이다 우리의 중심은 주인공인 정신의 자리 위치 환경을 곤고히 할 때 모든 생활의 리듬 행동 처신 위치가 바르게 설 수가 있고 따라서 내 주위가 고요해지고 평화로워지며 삶의 자리가 확고해질 수 있다 항상 내 정신 자리를 확고히 하는 것이 바로 불교인 것을

102.
잠시 뜬구름의 모습이 허공에 나타났다가 금방 그 모습은 사라지고 없어지는 구나 이같이 우주 전체로 바라볼 때 우리 인간도 이러한 모습인 것을 그 구름 자체는 한순간인데 우리 인생역시 한순간인데

어찌 영원한 것으로 착각하고 강한 집착을 가진단 말인가 하나의 매미소리가 잠시 일어났다 사라지는 인생 불만과 불평 속에서 허송세월만 보낼 것인가 지금도 시작이라 생각하고 열심히 정진하고 아름답게 살아보자 남은시간 낭비하지 말고

103.

한없는 긴 세월동안 저 바위는 저 자리에 그 모습 그대로인데 산천초목과 많은 인간들은 태어났다 머물렀다 사라지곤하는 이 모습을 수없이 지켜보고 저 저리를 지키고 있었구나 묵묵히 말없이 그대로인데 어찌하여 인간들의 간사함은 그칠 줄 모르는가 예수와 부처도 많은 인간들을 멋지게 사는 법을 가르쳐 주었지만 그 깊은 뜻을 잘 이해하지 못하고 세월만 지나가니 어찌할꼬 인연 닿는대로 조용히 비언어를 통해 멋진 가르침을 설명하지만 알아듣지 못하니 내 원력이 부족한가 보구나 늦지 않았으니 지금부터라도 내 내면의 주인의 자리 확고히 만들어놓고 남은 인생 멋진 삶 만들어 가자구나

104.

108번뇌라고 하는 것은 우리의 감각이 6개 시각 촉각 미각 후각 청각 생각에 좋다 나쁘다 보통이다 즐겁다 괴롭다 즐겁지도 괴롭지도 않다 이 6가지를 곱하니까 36 여기에 과거 현재 미래 3을 곱하니까 108이 되는 것이다 이 글이 받아서 좋다 새벽부터 오니까 싫다 그저그렇다 이것은 분별이라고 하고 읽으니까 즐겁다 제발 잠 깨는 것 안 보내 줬으면 좋겠는데 말도 못하고 괴로운 사람도 있다 이것을 번뇌라

고 한다

105.

2559년 전에 이 지구상에서 아주 나쁜 4가지 죄를 지은 사람이 부처님이다 부모에게 불효하고 나라에 불충하고 부인에게 무책임하게 하였고 아들에게 비정하게 하고 혼자 도 깨친다고 떠나갔지만 지금에 와서 10억 인구가 존경을 하는 그 이유는 과연 어디에 있는가를 이번 성탄절에 깊이 새겨 보기를 늙지도 않고 죽지도 않는 그 비결을 우리에게 가르쳐 주었기 때문이다 항상 마음자리를 중도 중간 자리에 50 대 50 어느 한쪽에도 기울지 않은 우주의 법칙에 따르면 되는데 이 길 찾는다고 허송세월만 보내고 있으니 안타깝기가 한이 없구나 말 한마디에 울고 웃는 화를 내고 웃어대는 중생의 자리에서 이번 석가탄신일을 맞이하여 부처의 그 깊은 정신을 알아차리는 멋진 공부 해 봅시다

106.

중생이 본래 부처이거늘 사물을 둘로 봐서 도깨비굴에 떨어졌구나 과거 현재 미래의 낳고 죽음이 묘한 이치로세 지수화풍 인연으로 이루어진 이 몸 색수상행식 쌓임은 어찌 내 몸인가 육도만행은 상관이 없는 것인데 팔정도 바람이 참 공덕이구나 내가 머무는 이 지구는 평화로운 극락이구나

107.

우리는 항상 두 가지를 생각 한다 좋다 싫다 그저 그렇다 이런 생각을 하는 이상 마음의 평화는 찾을 수 없다 항상 하나만 생각하면 평화의 자리가 된다 하나의 마음 생각이란 어느 곳에도 기울리지 않는 자리 50대 50 중간자리 이 자리에 앉아보기 위해 수행자들이 그 피나는 노력을 하는 것이다 이 자리가 과연 어떤 경지인지 이번 부처님 오신 날 깊이 생각해보시길 부탁 드립니다

108.
한순간에 집착 하지 말고 흐르는 물처럼 바람처럼 걸림 없이 살아가는 것이 현명한 삶이다 너무나 많은 사람들이 한마디의 말에 한순간의 잘못을 이해해주지 않고 자꾸 들추어내어 시비를 건다 이 얼마나 어리석은 행동이고 불쌍한 생활인가 지금부터는 지나간 과거 속에 잡히지 말고 말 한마디 단어 하나에 마음 빼앗기지 말고 인생 전체를 놓고 바라볼 수 있는 아름다운 한순간으로 추억의 한 장면으로 돌릴 수 있는 현명한 사람이 되시길

109.
서산에 해지니 사방이 어둠이 깔리는구나 인연에 의해 어둠을 맞이하는 것인데 본래의 태양은 그 자리 그 모습 지구가 뒹굴고 있는 것과 같이 우리의 본성은 그대로인데 주위환경이 돌고 돌구나 환경에 지배당하지 말고 본성의 태양의 입장에서 사물을 본다면 항상 그 모습 그대로인데 중생이 어둡다고 야단이구나 산골짜기만 보지 말고 산 전체를 바라보자 지구만 보지 말고 우주 전체를 바라보자

110.

한마음의 높은 진리 그 어디에 있는가 아무리 찾아봐도 찾을 수가 없구나 바로 평등심 인것을 마음속에 미워하고 사랑하는 마음 두게 되면 하 마음의 높은 진리는 사라지고 마는 구나 미워하는 마음도 벗어놓고 사랑하는 마음도 벗어놓고서 바람이 흘러가듯 구름이 흘러가듯 인연이 닿는 대로 변함없는 태양처럼 말없이 내 인연 닿는 사람들에게 광명의 빛을 말없이 비추는 것이 나의 즐거움이 되게 하자

111.

본래부터 진리란 없는 것인데 인간들이 스스로가 자연의 법칙을 깨어버렸기 때문에 온갖 괴로움이 생기게 되었고 여기서 벗어나려는 노력이 끊임없이 이어졌고 완성시킨 분들을 성인이라 하는 구나 가르침의 목적은 자연법칙에 순응하자는 것이다 다시 말해 자연의 순리에 역행하면 괴로움이요 순응하면 행복인 것을 왜 모르는지

112.

2559년 전에 부처님께서 우리에게 가르쳐 준 것은 스트레스 받지 않는 방법을 가르쳐주셨기 때문에 지금까지 우리들에게 존경을 받고 있다 그러면 어떻게 하면 스트레스를 받지 않을까 있는 대로 그대로 보면 된다 하나도 꾸미지 말고 말이다 저 사람이 왔으면 왔구나만 생각하면 되는데 왜왔지 무슨 이유일까 저속에 무슨 음모가 숨어있을까? 라는 상상을 하게 되면 그 순간부터 괴로운 것이다 누가 나를 보고 웃으니까 비웃는다고 생각하고 자꾸 파고 들어가게 되면 괴로움의

세계에 들어가게 된다 부처님을 신으로 믿지 말고 먼저 행복할 수 있는 길을 길을 이정표를 아신 선배요 스승이다 존경만 하고 있지 말고 나 역시 이 길로 가자는 것이 부처님이 우리에게 가르쳐준 이 땅에 온 목적인 것이다 진정한 부처님의 가르친 그 깊은 뜻을 가슴 깊이 새기기를

113.
우주 전체에서 바라보니 이 세상에는 하나도 변하는 것이 없는데 구름이 일어나고 천둥번개가 치고 비가 오고 홍수가 나고 환경이 파괴되지만 시간이 흐르니 본 모습으로 자리가 잡히구나 인간들도 정치 싸움으로 매일 난장판이지만 시간이 흘러가니 역사의 한패이지구나 그저 세월이 흐르는데 몸을 맡기지 말고 열심히 주인공 찾아 아름다운 극락세계에서 남은 인생 멋지게 살아 봅시다

114.
항상 마음 공부하는 사람은 저 하늘에 달처럼 살아라 변함없이 수행하는 사람은 수줍어하면서 살아가자 물을 건널 때나 산을 올라갈 때처럼 주위를 살피며 항상 자신을 잘 살펴라 남이 좋게 되거나 공덕을 쌓을 때도 내가 하는 것처럼 기뻐하는 마음을 가져라 스스로 잘났다고 뽐내지 말고 남을 업신여기지도 말아야지

115.
물은 높은 곳에서 낮은 곳으로 흐른다 모든 일은 순리대로 시대를

역행하면 부작용이 따르고 원망과 미움 원수가 된다 자기방식대로 밀어붙이면 되겠지 모든 일은 순조롭게 되지 않는다 부드럽게 선하게 할 때 사람의 마음은 물 흐르듯 스며들며 동조한다 이기심을 버리고 바르게 살아 가자구나

116.
괴로움에서 벗어나는 길은 이 세상 어디에 가도 없다 미움사람의 꼴이 보기 싫어서 다른 곳으로 피한다 해도 그곳에도 역시 미운사람이 또 있다 나를 괴롭히는 것들을 피하기 위해 어딜간다 하여도 내 생각을 바꾸지 않은 이상 괴로움에서는 아무도 해방될 곳은 없고 오직 자신의 내면의 변화만이 괴로움에서 자유로울 수 있다

117.
우리가 이 지구라는 별에서 머물 수 있는 순간을 시간이라고 한다 육신이 건강한 상태에서 가장 귀한 재산은 시간이다 이 시간을 돈과 재물을 모으는데 사용하는 사람이 있는가하면 복수하는데 학문을 익히는데 노름과 도박하는데 그저 흘러 가는 대로 술 먹고 땅 사 모으는데 온갖 정열을 다 바친다 정말 우리에게 삶이란 무엇인지 행복의 길은 어떤 길인지 잘 생각해보시길 종교란 행복할 수 있는 길을 가르쳐 주는 것이지 그 길은 가고 안가고는 그대들의 판단인것을

118.
아무리 무더운 날씨가 기승을 부린다고 해서 따라가지마라 자연

의 이치는 더운것도 추운것도 아니다 오직 우리의 마음이 덥고 춥고 하는 것이다 여름은 덥고 겨울은 추운것이 자연의 법칙인데 우리 인간들이 자연의 법칙을 외면하니까 더 더운것이다 춥고 덥고 한 것이 우리의 마음과 생각이로구나

119.

마음의 자유 현실의 만족 가정의 평화 이 세 가지가 우리를 극락세계에서 살게 만드는 근본이다 이 세 가지가 충족되지 않으면 종교를 잘못 믿는 것이다 종교를 믿는 목적은 이 세 가지를 달성하기 위한 것이지 그 외엔 다른 의미가 없다 나는 과연 이 충족해야할 세 가지를 다 이루고 있는가를 살펴보라 그리고 이것을 이루지 못했다면 더욱 노력하여 꼭 이루도록 합시다

120.

내가 잠에서 깨어나니 이 세상이 너무나 아름답구나 그리고 멋지구나 기쁘고 즐겁고 아름답구나 내가 가는 곳마다 머무는 곳마다 만나는 사람과 사물이 너무나 고맙고 행복하구나 나는 태양과 같이 오늘도 내일도 변함없이 환하게 미소로서 만물을 대하리라

121.

진정한 참회란 자신의 잘못을 반성하는 것이 아니다 우리의 근본 마음자리에 들어가는 것을 말한다 자신의 행동과 생각의 잘못을 뉘우치는 것이 아닌 모든 생각을 놓아버리고 진정한 내면의 세계로 들어

가면 과거의 모든 습관 행동 가치관 견해 이 모두가 녹아버려지기 때문에 가볍고 시원한 마음의 자리가 되는 자유의 극락 속에 머물게 된다

122.
이것이 일어나니 저것이 생기고 저것이 사라지니 이것도 사라지는구나 본래는 이것과 저것은 없고 고요한 것인데 우리의 마음이 작용을 일으켜 이것과 저것을 만들어서 거기에 집착하여 화를 내기도 하고 웃기도 하고 몸부림치며 자신의 인생을 바치는 사람이 얼마나 많은가 하나의 물거품에 집착하지 말고 흐르는 물처럼 반짝이는 번개처럼 안개처럼 생각한다면 내 인생이 편해지는것을

123.
아름다운 극락세계가 오늘도 펼쳐지는구나 제각기 아름다운 향기와 모습을 나타내면서 자신을 표현하구나 나 역시 만나는 사람마다 가는 곳마다 영원히 있는 그대로 꾸밈없이 표현하리라 그리고 있는 그대로 꾸미는 것 없이 순수하게 받아들이고 기억하면서 간직하리라 이세계가 얼마나 아름다운가 우리 이런 세계에서 멋지게 놀다가 좋은 추억 남겨두고 역사 속으로 사라지는 멋진 인생 살아보자구나

124.
내가 가는 곳마다 만나는 사람마다 아름답게 감사하게 대한다면 바로 극락세계에 사는 것이다 누구를 원망한다면 아직도 괴롭고 험난

한 지옥에서 살고 있다 지금부터라도 멋진 극락세계에서 살아보자

125.
항상 두 마음이 서로 대립되는 것이 중생의 마음 좋다 싫다 된다 안된다 부정적인 면과 긍정적인 면 이러한 두 가지가 대립되는 것을 중지시킬 때 비로소 우리는 평화로운 세계에 머물게 된다 이 자리는 중도의 자리 50 대 50 어느 곳에도 기울어지지 않은 자리 고요의 자리 변함없는 자리 잘 참구해보시기를

126.
산은 옛 모습 그대로인데 골짜기의 인간들은 태어났다 사라지곤 하구나 불과 잠시잠깐 머무르는 순간인데 어리석은 인간들은 온 세상을 자기 것으로 만들려고 욕심을 부리고 온갖 술수를 다 동원하지만 모래알보다 작은 재산 써보지도 못하고 생을 마감하는 저 모습 어찌할꼬 어찌할꼬

127.
내 주위에 나와 인연 맺은 모든 것들은 부모 가족 친구 스승 애인 재산들은 스쳐가는 바람과 같은 것 중생들은 집착하여 놓지 않으려고 몸부림 치구나 그러나 스쳐지나가는 바람인 것을 알지 못하고 어릴 때 어머니가 없으면 못살것 같았는데 지금은 자식이 없으면 못살 것 같고 결혼 시킨 후에 손자재롱보고 없으면 못살것 같고 이처럼 변해지는 마음 스쳐지나가는 바람을 잡으려고 하니 얼마나 괴롭고 원통

한 삶을 살아가고 있는가

128.
우리는 시간 낭비에 관해 전혀 의식을 하지 못하고 있다 그저 농담이나 하고 있을 수 없다 옛 도인들은 하루해가 지게 되면 다리 뻗고 울었고 잠 올때는 화를 내어 송곳으로 찔렀거늘 나는 어찌 시간을 낭비 하는지 지금부터라도 시간을 활용하는 습관을 가지시기를 우리에게 물질이 재산이 아니라 지구에서 머물 수 있는 이 시간이 곧 재산인 것을

129.
내 생각과 다른 사람의 생각이 부딪치니까 좋아지기도 하고 싫어지기도 한다 그 다음엔 의견이 일치할때는 즐겁고 의견이 대립되니까 짜증과 화가 치민다 그 다음단계가 우리는 친구야 너는 내 원수야 라는 결론을 내리는 것이 오온이라고 하는데 이 오온이 생겼다가 없어지는 것이 중생들의 삶인것을

130.
우리는 세 가지의 만족감을 느껴야 행복한 것이다 먼저 육신이 편해야하고 마음이 편해야하며 정신이 다시 말해서 영혼이 맑아야 행복한 사람인 것이다 정신 마음 육신 이 세 가지가 인간의 3대 요소인 것이다 이것이 불교에서는 불법승 3보라는 것이고 기독교에서는 삼위일체 성부 영혼 하나님의 본성 성자 육신 성령 마음 즉 사랑인 것이다

이 세 가지가 균형을 잘 이룰 때 온전한 행복 자유 평화가 내안에 자리 잡고 있는 것이다 멋지게 3가지를 갖추어 지구에서 멋지게 살아 봅시다

131.
이 세상에는 세 종류의 사람이 살고 있다 이 사회나 단체를 위해 꼭 있어야 할 사람 꼭 필요한 사람 있으나 없으나 한 사람 꼭 없어야 할 사람 즉 매사에 부정적이고 항상 무리를 일으키고 여기서 들은 이 야기 저기에 전하는 등의 행동을 하는 사람이다 이 세 종류의 사람들을 모두 아름답게 보는 사람이 행복한 사람이다 꼭 필요한 사람을 보면 나도 저렇게 살아야겠구나 꼭 없어야할 사람을 보면 내가 저 사람과 같이 않된것이 얼마나 다행한 일인가 나도 무식하면 저 사람 같이 된다 어리석은 내 모습이구나 이렇게 생각한다면 얼마나 아름다운 극락세계인가

132.
바라는 것 가지려는 것 소유하려는 것 지키려는 것이 있다면 마음의 평화는 가질 수 없다 소유의 개념이 아닌 필요한 용품으로 생각한다면 집착이 아닌 순간적인 필요물로 생활용품으로 크게 집착을 가지지 않을 것이다 아무리 내 것으로 만들어 놓아도 나는 끝까지 가지지 못하는 이치를 알면서도 소유하려는 욕망을 버리고 편하게 살자

133.

행복과 불행의 차이는 사물을 보유하려는 것과 관리하려는 것에서 결정된다 영원히 내 것이라고 생각하고 집착하게 될 때에 그 순간부터 불행이 시작되는 것이다 내가 일정시간 관리하다가 다른 사람에게 물려줘야 한다는 생각으로 살게 되면 마음이 편해지게 되는 것이다 돈 재산 내 자리 내 식구 명예 권력 다 관리의 개념으로 생각한다면 집착과 분노 원망과 짜증 불평불만이 생기지 않는 것을

134.
공부한다고 헛고생하지마라. 아무리 기도하고, 삼천배하고, 염불하고, 독경하고, 사경하고, 참선하고, 큰스님 친견해봐도 공부되기는 아득하고 멀기만 하구나. 지금 그 자리에서 꾸미지 말고, 있는 그대로 세상을 거꾸로 바라본다면 이 지구가 얼마나 아름다운 극락세계인지 알게 된다. 헛공부 그만하고 멋진 세상에서 놀다가 웃으면서 떠나가자.

135.
같은 보자기라도 생선을 싼 보자기는 비린내가 나고, 향을 싼 보자기는 아름다운 향기가 나듯이 같은 사람이라도 정신이 건강한 사람 마음이 평온한 사람은 항상 맑은 미소 아름다운 말씨 겸손한 행동이 자연스럽게 물이 흘러가듯 한다. 그렇지 못하고 정신이 혼탁한 사람 불평불만이 가득한 사람은 다시 말해 영혼이 맑지 못한 사람은 의심과 짜증과 욕설과 불평불만이 몸에 배여 주위 사람들에게 불쾌감과 더러운 냄새를 진동시킨다. 내가 행복해지려면 내 몸인 보자기에 썩

은 생선을 싸지 말고 아름다운 향을 싸도록 합시다.

136.
우리는 매일 지구라는 무대에서 대본도 없이 연기를 한다. 연습도 없이 자신이 주연이고 조연이다. 단 한번의 기회이고 행복, 불행, 악역, 사기꾼, 도인 등을 자신이 대본을 만들어 한다. 지금부터라도 좋은 역을 맡아 멋진 연기하여보고 지구라는 무대에서 조용히 사라지도록 하자.

137.
내가 편해지려면 바로 나 자신의 내면에서 변화가 일어나야 한다. 밖에서 어떤 조건을 내게 충족시켜 준다고 해서 내가 편해지는 것은 아니다. 금전, 명예, 여자, 학식, 지위 이것들은 하나의 물거품이고 소모품이다. 만일, 이것들에 대해 집착과 정성과 노력을 기울인다면 결코 행복해질 수가 없다. 내안에 있는 멋진 보배, 평안, 자비, 자유, 행복, 만족, 즐거움을 항상 누릴 수 있는 멋진 인생 살아봅시다.

138.
진리를 찾기 위해 아무리 노력 해 봐도 찾을 수가 없다. 밖에서는 책속에 강의 속에 큰 성인들의 가르침 속에서 진리를 찾기 위한 노력은 헛고생만 한다. 내 안에 내면 속에서 나 자신의 주인공인 정신이 맑아지게 하는 것 바로 자신의 영혼이 맑고 깨끗하게 한다면 이것이 최고의 깨달음이고 행복의 자리, 평화의 자리, 자유의 자리 우주 속에 주인공이 되는 것이다. 종교나 성인들의 가르침은 하나의 이정표에 불과한 것이지 진리 자체가 아닌 것 가고 안가는 것은 이정표의 잘못이 아니라 나 자신의 잘못이거늘 항상 명심하라.

139.
먼 산에 울던 뻐꾸기소리 자취를 감추었고 저 하늘에 아름답게 수놓았던 뭉개구름 흔적도 없구나.

정답게 지냈던 친구들 하나둘씩 저 납골당에 가는구나. 하루하루 지나가니 내 차례가 다가오는데 이러한 사실도 모른 채 돈 모우는데 남 허물 이야기 하는데 모아둔 재산 자랑하며 지킨다고 정신이 빠졌구나. 이제 버릴 줄 알고 베풀 줄 알며 비울 줄 아는 지혜를 가지고서 남은 인생 아름답게 살아보자. 소유하고 있는 한 괴로움이요 관리하면서 다른 사람에게 물려줄 준비를 하고 있다면 얼마나 편한 인생인지 정말 알 것이다.

140.
진리라는 것은 책이나 성경이나 불경에 있는 것이 아니다. 내 내면의 세계, 정신의 세계, 나 자신의 영혼의 세계에 있는 것이다. 다시 말해 객관적 기준이 있는 것이 아니라 나 자신의 정신적 자리 영혼의 세계가 자리 잡고 있는 자리를 말하는 것이기에 나 자신이 만드는 것이다. 이 자리는 결코 누가 만들어 줄 수도 표현할 수도 전달할 수도 없는 자리다. 도둑질한 성인의 말 전하지 말고 정말 내 소리 한번 해 보자구나.

141.

흘러가는 저 바람은 나보고 걸림 없이 살아가라 하고 저 뭉개구름은 있는 그대로 살지 꾸미지 말라하고 저 달은 나보고 항상 그 자리 그대로가 좋다고 하고 물 마시는 바가지는 나보고 분수에 맞게 적당하게 가지고 남는 것은 넘쳐보내라하네 이 세상 모두가 나의 스승이로구나

142.

깨달은 이는 정치인들 싸우는 것보고 우리나라 정치 잘한다고 생각하고, 어리석은 중생은 저 놈들 때문에 우리나라가 이 모양 이 꼴이다 라고 생각한다. 불과 민주화 된지 20여년 만에 이처럼 함부로 국무총리 되기도 힘드는데, 50년 후엔 민주화가 뿌리내릴 것이다. 지금 저 정치인들은 민주화과정에 희생자들이구나 라고 생각 한다면 극락세계에 살고 도둑놈들이라 생각하면 지옥에 산다. 미국에 민주화되는 과정에 남북전쟁을 치루는 오랜 시간이 걸리지 않았는가, 우리나라는 너무 빨리 민주화되어 가는구나.

143.

저 산과 들은 그 자리 그대로 그 모습을 하면서 침묵을 지키고 있는데 시간이 흐름에 따라 많은 인간들이 태어났다 죽었다하면서 백년도 못살면서 천년 살 재산 모우다가 다 써보지도 못하고 사라지는 모습을 보고 웃고만 있구나 역사 속에서 많은 교훈과 성인들의 가르침이 매일 귓전에 메아리치건만 들은척도 않고 재산 모우는데 정신빠져 죽는날이 다가오는 것조차 모르고 있구나

144.

이 세상에서 내가 가장 편한 자리가 어딘가? 바로 중간 자리다. 이쪽도 저쪽에도 기울지 않은 자리 50 대 50의 자리. 양지도 그늘도 있다 없다 이것이다 저것이다 흑백논리에 빠지지 않는 자리 이 자리에 앉기 위해 노력하는 중도의 자리. 스님들이 입고 있는 승복의 색깔이 흰색도 아니고 검은색도 아니고 더러운 색도 아니고 깨끗한 색도 아닌 중간색을 입는 이유가 바로 중도의 자리에 마음을 두고서 재색 옷을 입는 것이다.

145.

극락이 따로 있고 지옥이 따로 있는 것이 아니다. 같은 처지에 있으면서 긍정적인 생각과 부정적인 생각의 차이인 것이다. 어떤 시간과 공간이 있는 것도 아니다. 바로 지금 이 시각에 내 생각의 차이이고 견해의 차이인 것이다. 먼 곳에서 어떤 진리나 사상을 찾으려고 하지 말아라. 바로 지금 내 안에 있는 것을 이상적인 세계를 추구한다면 영원히 자유와 극락을 바라보지 못하고 헛고생만 한다는 것을 알아라. 바로 지금 내 앞에 있다는 것을.

146.

분노는 화를 불러오고 화는 죄를 짓게 하고 죄는 운명을 바꾸어 불행을 만들어버린다. 미소는 사랑의 표현이며 그 결과는 행복의 열매를 맺어 운명을 바꾼다. 오늘 이 순간 내가 어떤 생각 어떤 행동을 하느냐가 나의 미래를 만들어간다.

147.
  오늘이 나의 인생에 있어서 가장 중요한 시간이다. 내일은 차차 올 시간, 어제는 죽은 지나간 시간. 우리는 과거에 얽매어 집착하여 분노, 복수, 증오, 저주를 하기 위해 오늘을 살고 있다면 당신은 불행한 사람이다. 지금 그 자리에서 서서 뒤로만 돌아보고 서 있다면 이 얼마나 낙오자, 패배자, 생을 포기한 사람이라는 것을 알아야 한다. 오늘을 건설적이고 창조적인 일을 해야만 삶의 질은 향상된다는 것을 명심하고 오늘을 멋지게 살아봅시다.

148.
  본래 바람과 물이 마주치니 파도가 일구나, 파도 자체는 본래 없는데 두 가지가 합하니 파도가 이는 것처럼 우리의 마음도 이와 같구나. 너와 내가 만나니 분별이 일어나고, 감정이 생기고, 사랑이 이루어지니 집착이 생겨 분노와 기쁨이 일어나 행복과 불행이 나의 삶을 이끌어 가구나.

149.
  오늘 내일 지나가는 것은 죽음을 향해 한반자국씩 나가가는 것을 의식 못하고 살아간다. 옛 성인들은 하루가 지나가면 다리 뻗고 울었는데 나는 어찌 시간을 낭비할까? 옛 도인들은 잠이 오는 것을 화를 내어 송곳으로 자신의 몸을 찔렀거늘 나는 어찌 시간 낭비하는가 매일매일 남의 허물 비방사고 독한 술을 마시면서 시간 낭비하는 나의 신세 이 노릇을 어찌할꼬?

150.
우리가 사는 이 지구의 모든 자연의 그 누구도 가질 수 없고 소유할 수 없다. 필요에 따라 사용하다가 그대로 두어야 하는데 어리석은 중생들은 자기의 것으로 만들려고 하니까 괴롭고 짜증이 나고 분노가 치밀고 싸움이 일어난다. 조용히 사용했다가 다른 사람에게 물려줘야 한다는 것을 알지 못하고 끝까지 내 것으로 만드는데 전 인생을 바치는 것이 너무나 어리석은 행동이구나. 이 세상에는 내 것은 하나도 없으니 조용히 가지고 놀다가 조용히 다른 사람에게 물려주고 웃으면서 지구를 떠나야 멋진 도인이 되지

151.
무슨 일이라도 복잡하게 생각지마라. 꾸미지 말고 있는 그대로 단순하게 생각해라 이것이 편하게 사는 비법이다. 상상하지 말라는 것이다. 왜 저 사람이 나에게 저런말하지 무슨 이유에서 숨어있는 그 속셈이 뭐야 무슨 목적으로라는 상상속에 자꾸 생각하니까 괴로운 것이다. 단순하게 꾸미지 말고 있는 그대로 받아들이는 습관을 가질 때 우리는 편안한 삶을 만들 수 있는 것이라네.

152.
허공은 너무나 광대하구나. 아름다운 새도 독수리도 갈매기도 다

받아들이고 신선한 공기는 악한사람이나 선한사람들도 차별하지 않고 골고루 마실 수 있게 하네. 많은 곳에서 적은 곳으로 움직이는 이동하는 바람이 균형을 잘 맞추는 것과 같이 우리들도 분별과 집착에 얽매이지 말고 모든 사물들을 평등하게 대하는 것이 바로 무아의 경지요 깨달음의 자리요 자유의 자리인 것을

153.
마음의 평화는 내면의 정화, 나 자신의 변화에서만 얻을 수 있다. 밖으로부터 얻는다는 것은 불가능한 일이다. 같은 처지에서 긍정적인가 부정적인가에 달려있다. 같은 길을 가는데 한 사람은 화가 나 있고 한 사람은 웃으면서 걸어가는 차이이다. 이왕 인생을 살아가는데 항상 긍정적인 사고로서 만물을 변함없는 웃음으로 바라보면서 오늘도 즐겁게 살아갑시다.

154.
보기에 따라서 행복과 불행의 차이가 있다. 장마가 지니까 날씨가 왜 이렇게 변덕을 부리지라는 사람과 대지에 생기를 불어주는구나 라고 생각하는 사람의 차이이다. 봄바람이 따스하고 여름 바람은 시원하고 가을 바람은 싸늘하고 겨울 바람은 매섭다고 하지만 바람 자체는 따스함도 시원함도 싸늘함도 매서움도 아닌데 우리의 마음이 각기 다르게 받아들이는 것이다. 이 우주는 본래 질서를 잘 지켜가고 있는데 우리 중생들이 각기 다르게 받아들이기에 행복과 불행이 결정 되구나. 본래는 행복과 불행은 없는데 우리 스스로가 만드는구나.

155.

우리는 눈만 뜨면 남의 말, 남의 걱정한다. 공부가 되기 전에는 절대로 누구 걱정할 시간이 없다. 오직 내 자신 걱정만 해야 한다. 소인과 대인의 차이점은 대인은 오직 자신을 걱정하고 소인은 남의 걱정하다가 싸움만 하게 된다. 신심이라는 것은 내 걱정만하는 굳은 강건한 마음을 말하는 것이다.

156.

종교라는 것은 구원을 받기 위해 극락세계에 태어나기 위해 믿는 것이 아니다. 행복한 길을 가르쳐주는 것이다. 행복해 질수 있는 길 이 길을 가던지 않가던지는 길을 가르쳐 주는 이의 잘못이 아니다. 그리고 미래의 행복은 없다. 지금 이 현실 속에서 행복해져야하는 것이지 미래나 내생에 기대하는 것은 얼마나 어리석은 신앙인지 모른다. 바로 오늘 이 순간부터 행복한 길을 알았으니 열심히 걸어가 보자 구나.

글을 마치며

　이 이야기는 우리가 살고 있는 현실 속에 남녀 간, 연인 간, 부부간에 공통된 이야기가 아닐까 싶다. 서로 자기의 입장만 주장하다 보니 상대의 입장을 고려하지 않는 것이다. 이해도 양보도 배려도 없는 비극인 것이다.

　독자 여러분! 여러분은 저자보다 더 많은 것을 알고 있을 것이라 생각한다. 저자는 수도하는 승려로서 남녀의 심리를 잘 알지 못한다. 그러나 많은 사람이 찾아와서 행한 상담을 종합해서 나름대로 최선을 다해서 기록한 것이다. 모자란 부분도 부족한 부분도 많이 있고 이해하기 어려운 점도 있을 것이다. 그러나 저자가 서문에서도 말했듯이 이 책 전체를 이해해준다면 다소 부족하고 잘못된 점을 이해해주리라고 믿는다.

　이러한 서로의 입장에서 이해하고, 또 이해한다면 여러분의 미래는 멋질 것이다. 하루하루가 괴로운 것이 아니라 남은 인생살이가 멋질 것이다. 내가 이 세상의 주인답게 사는 삶을 살면서, 날로 발전되며 극락 속에서 살게 되는 것이다.

여러분! 여러분이 만약 지금보다 더 좋은 배우자, 연인을 찾으려고 노력한다면 여러분은 비극 속에 살고 있는 것이다. 여러분은 현실 속에 만족하는 것을 배워야 하는 것이다. 그러기 위해서는 상대를 이해해야 하고, 그렇게 상대방의 입장에서 생각하다 보면 충분히 어려운 난관도 함께 극복할 수 있다.

아무리 이 사람이 맘에 안 들어도 다시 생각하여, 정말 이 세상에서 아름다운 사람은 내 옆에 있는 남편이고 아내라는 것을 인식할 때 여러분은 행복할 것이다. 설령 이 사람이 싫어서 다른 사람을 찾는다면 그 사람 역시 단점이 있을 것이다. 내가 있는 자리에서 미운 사람이 있다고 옮겨도 또다시 미워질 사람이 있다는 것을 알아야 한다.

이러한 모순에서 벗어나는 것은 스스로 생각을 바꾸어서 상대입장에서 생각한다면, 그리하여 몸과 마음과 모든 정성을 바쳐서 나만 바라보는 배우자를 생각한다면 금방 이루어질 거라 믿는다. 독자 여러분이 정말 행복하기를 기원하면서 이 글을 마친다.

남과 여, 그리고 아름다운 性

초판 1쇄 인쇄일 · 2015년 12월 01일
초판 1쇄 발행일 · 2015년 12월 15일

지은이 | 남산
펴낸이 | 노정자
펴낸곳 | 도서출판 고요아침

출판등록 2002년 8월 1일 제 1-3094호
120-814 서울시 서대문구 증가로 29길 12-27 102호(북가좌동, 동화빌라)
전   화 | 02-302-3194~5
팩   스 | 02-302-3198
E-mail | goyoachim@hanmail.net
홈페이지 | www.goyoachim.com
인터넷몰 | www.dabook.net

*책 가격은 뒤표지에 표시되어 있습니다.
*이 책의 판권은 지은이와 고요아침에 있습니다.
 이 책 내용의 전부 또는 일부를 재사용하려면 반드시 양측의 서면 동의를 받아야
 합니다.

ISBN 978-89-6039-769-9 (03810)

ⓒ 남산 2015